リウマチは治せる！

日本一の専門医が教える
「特効ストレッチ＆最新治療」

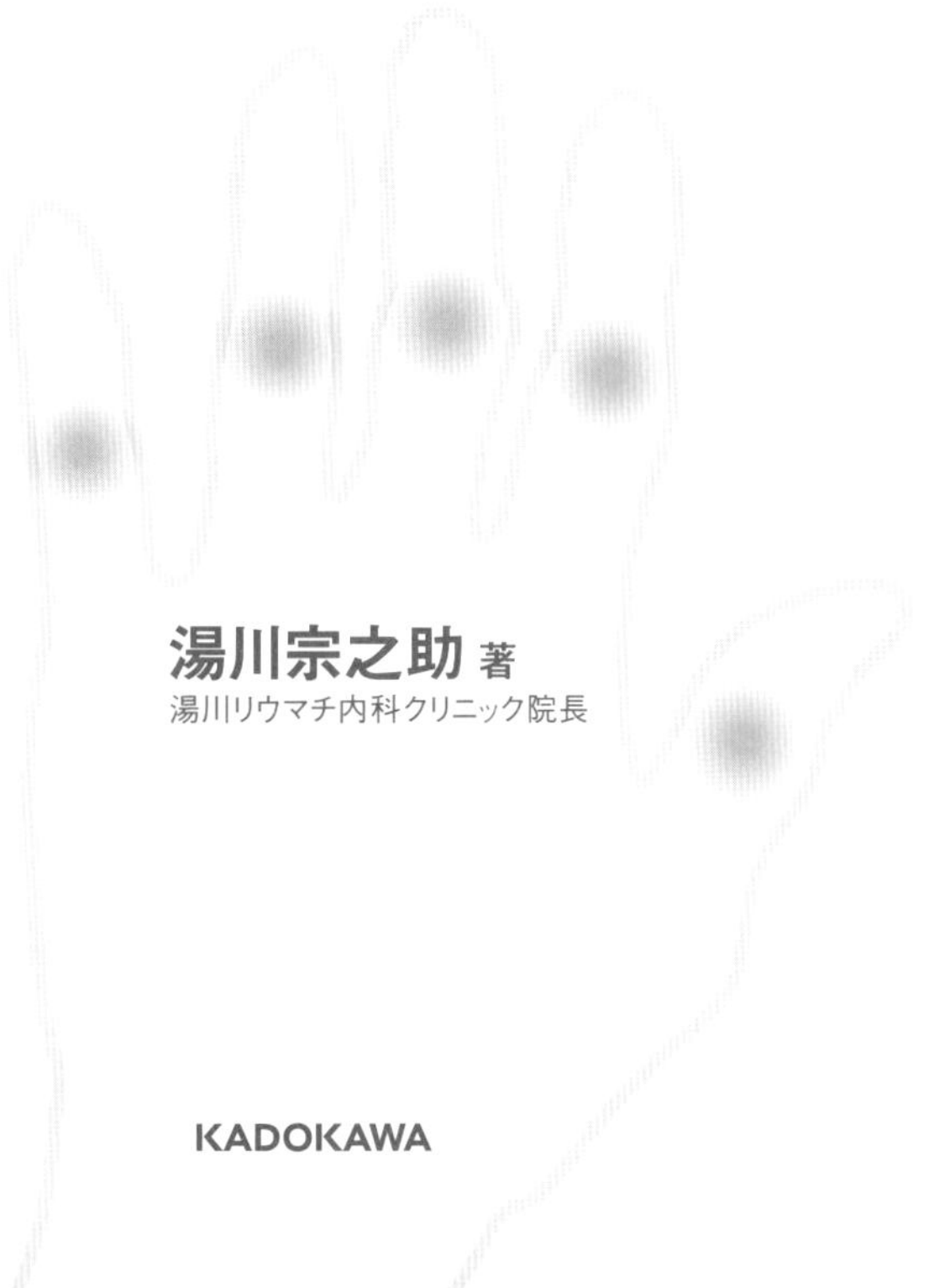

湯川宗之助 著
湯川リウマチ内科クリニック院長

KADOKAWA

はじめに

本書を手に取ってくださったかたには、さまざまなタイプの人がいらっしゃると思います。

そこでまず、簡単な質問をさせてください。

●最近、「ペットボトルのふたが開けられない！」という経験がありましたか？
●朝起きたときに、手を握ったり開いたりする動作がしづらいと感じたことがありましたか？

これらは、「たまたまできなかっただけ」と軽く考えられがちな現象なのですが、何度か同じことがあったなら、決して見過ごしてはいけません。

実を言うと、**こうした手の指のこわばりは、関節リウマチでは特に代表的な初期症状**なのです。

一方、すでに関節リウマチの治療を受け始めている人も、当然いらっしゃることでしょう。

そんなあなたには、また別の質問をさせてください。

●主治医からは、治療目標についてどのように言われていますか？

この問いに対し、答えにつまってしまうかたは要注意です。

治療目標の詳細については以降に譲りますが、医師と患者さんの間で治療目標が共有されていなければ、時間ばかりが無駄に過ぎてしまう可能性が高くなります。

その結果、**「治せるはずのリウマチ」を適切に治療するタイミングを逸してしまい、「一生リウマチに悩まされる」可能性もある**のです。

ですから、前ページの質問に当てはまったかたも、この質問にドキッとしたかたも、これからお話ししていく内容をもとに、最適な対策を取るようにしていただきたいと思います。

それこそが、「リウマチは治せる！」というチャンスを手にすることになります。

申し遅れましたが、私は、東京都にあるリウマチ専門クリニックで院長を務めている内科医・リウマチ専門医です。

そもそもは、父・兄ともにリウマチ専門医という家で育ち、親子で**リウマチ研究に取り組んだ期間は50年以上**にわたります。

現在では、毎日およそ１００人のリウマチ患者さんを診察・治療しています。ひと月に通院されるリウマチ患者さんの数は、新患のかた１００人を含めて、合計でおよそ２０００人。

年間では２万５０００人、この５年間ではのべ10万人超の患者さんたちと接してきました。これは、１クリニックの１医師としての数字です。

総合病院や大学病院では、週２日程度しかリウマチ外来を行っておらず、しかも外来担当医は３～10名はいるので、これほど多くの患者さんと接することはありません。

そのため、日本で最多の症例を持っていると自負しており、それだけに多くの患者さんたちに貢献するべく、今も絶えず努力を続けています。

こうした経験などから、確かに言えることがあります。

今、関節リウマチの世界は、パラダイムシフトを迎えています。

パラダイムシフトとは、従来の考え方や価値観が１８０度変わることで、「大きな転換」を意味します。

つまり、**関節リウマチに関わる診断基準・治療（薬）・客観的な評価項目などは、私が研修医だった20年前のそれらとは、比べものにならないほど劇的に変化**しているのです。


その詳しい内容は後述しますが、早い段階で確実な診断をし、速やかに治療を始めれば、痛み・腫れ・こわばりなどを和らげるだけではなく、関節リウマチという病気を抑えて症状が治まった「寛解《かんかい》」の状態を維持することもできるようになりました。

さらに、**薬がなくても寛解を維持できる「完治」の状態になることも可能になった**のです。


にもかかわらず、私のクリニックを初めて訪れた患者さんと話をしていると、〝関節リウマチは不治の病〟と誤解しているかたが、いまだに数多くいらっしゃるという現実があります。

それはおそらく、私をはじめとしたリウマチ専門医が、患者さんたちの立場をよく考えた「わかりやすい発信」をしてこなかったためでしょう。

しかし、このままではいけません。**なるべく早い段階での治療がきわめて有効**なだけに、皆さんが〝何もせずにただ様子をみている〟時間を過ごしてしまうなど、非常にもったいないことです。

こうした思いから、現時点での関節リウマチへの正しい理解や知識をできるだけ多くのかたがたに持っていただけるよう、本書を出版するに至った次第です。

私の知る限り、これまでにあった関節リウマチの書籍のほとんどは、専門書や医学書、研究書の類いでした。なかには、一般向けに作られたリウマチ本もありましたが、患者さんの立場からすると、やはり内容を理解するのは困難なものばかりだったと感じています。

そこで本書では、**親しみやすいマンガも取り入れながら、誰にでもわかりやすい表現を心がけつつ、皆さんの不安や悩みの解消に役立つ説明**をしていきます。

と同時に、既存の本にはほとんど出てこなかった最新の話も、ご紹介します。

21世紀から続々登場したリウマチの薬＝抗リウマチ薬によって**根本治療が可能になり、約半数もの患者さんが寛解に到達できる**こと。

昔からある運動療法よりも安全で有益なストレッチを初公開すること。

最近では、「抗リウマチ薬が新型コロナウイルス感染症（COVID－19）による肺炎の重症化を抑制する」と期待され、すでに世界中で治験《ちけん》が始まっています。

これらの点についても、お話ししていくつもりです。

関節リウマチは、ガンなどの〝メジャーな病気〟に比べると、〝マイナーな病気〟と思われがちですが、そんなことはありません。

これも、前述したような誤解のひとつですが、日本での有病率（人口に対して疾病を患っている割合）は約1％。免疫（体に本来備わっている「自分の体を異物から守るシステム」）に関わる病気では群を抜いて高い有病率で、単純計算では**約100万人が悩んでいる可能性のある病気**です。

また、2016年の国民生活基礎調査によると、「手足の関節の痛み」が自覚症状のランキングで女性では3位、男性でも5位に上がっています。その調査結果をもとにすると、**潜在的な〝リウマチ予備軍〟は700万人にものぼる**と推察されます。**関節リウマチは、いつ誰がかかってもおかしくない〝意外とメジャーな病気〟**なのです。

関節リウマチを甘くみて、痛みを放置したり、病院に行くのをためらったりしないでください。「関節リウマチを発症したかたについてレントゲン検査を半年ごとに行うと、2年以内に30％の人で関節破壊が確認された」というデータもあるのです。

大切なことなので、もう一度言います。

関節リウマチは、治せる病気です。**痛み・腫れ・こわばりなどを抑え、関節の変形を防ぎ、薬なしで生活することもできる**のです。

重要なのは、早期診断と早期治療——。その一歩を踏み出すために、この本を存分に活用してください。

2020年10月

湯川リウマチ内科クリニック院長　湯川宗之助

PART 2

5割の人は抗リウマチ薬で治る

PART 3

1日3分！リウマチ撃退「ゆるストレッチ」

PART 4 痛みを悪化させない! 12の生活習慣

PART 5

リウマチを治す主人公は「あなた自身」

わかるQ＆A

「リウマチ」になる原因や症状について、正しい基礎知識を身につけましょう。

Q そもそも、リウマチってなんですか？

A 免疫機能の異常によって起こる病気です。

「リウマチ」とは運動器（関節・筋肉・腱《けん》・靭帯《じんたい》など）の病気の総称で、正式な病名は「関節リウマチ」です。

関節リウマチの原因については、いまだ決定的な答えは出ていません。

しかし、**主な原因は、体に備わっている「自分の体を異物から守るシステム」＝「免疫機能」の異常**とされています。

本来は、この免疫機能が備わっているおかげで、体内に細菌やウイルスが入ってきたとしても、それらを攻撃・排除して病気にならないメカニズムが働いています。

ところが、自分の体の中にある細胞や成分を“異物”と誤って認識するとそれらに対する異常な免疫反応が起こり、**体内の細胞や成分を攻撃・排除するメカニズムを働かせてしまう**のです（詳しくはPART1を参照）。

こうして引き起こされる病気は「自己免疫疾患」と呼ばれ、関節リウマチは代表的な病気のひとつです。

リウマチの「基本のキ」が

Q リウマチって、高齢者の病気ですよね？

A まったく違います。発症のピークは40代です。

関節リウマチは、症状の出やすい部位や痛みという共通点があることから、**変形性関節症や神経痛と混同されやすく、年配者に多いイメージ**があるようです。

しかし、実際はまったく違います。

30～50代で発症することが多く、ピークは40代です（下のグラフを参照)。

働き盛り、子育ての真っ最中という期間に起こりやすく、**忙しさから病院の受診を先延ばしにしないよう注意が必要**です。

リウマチと診断された年齢

出典：『2015年リウマチ白書』

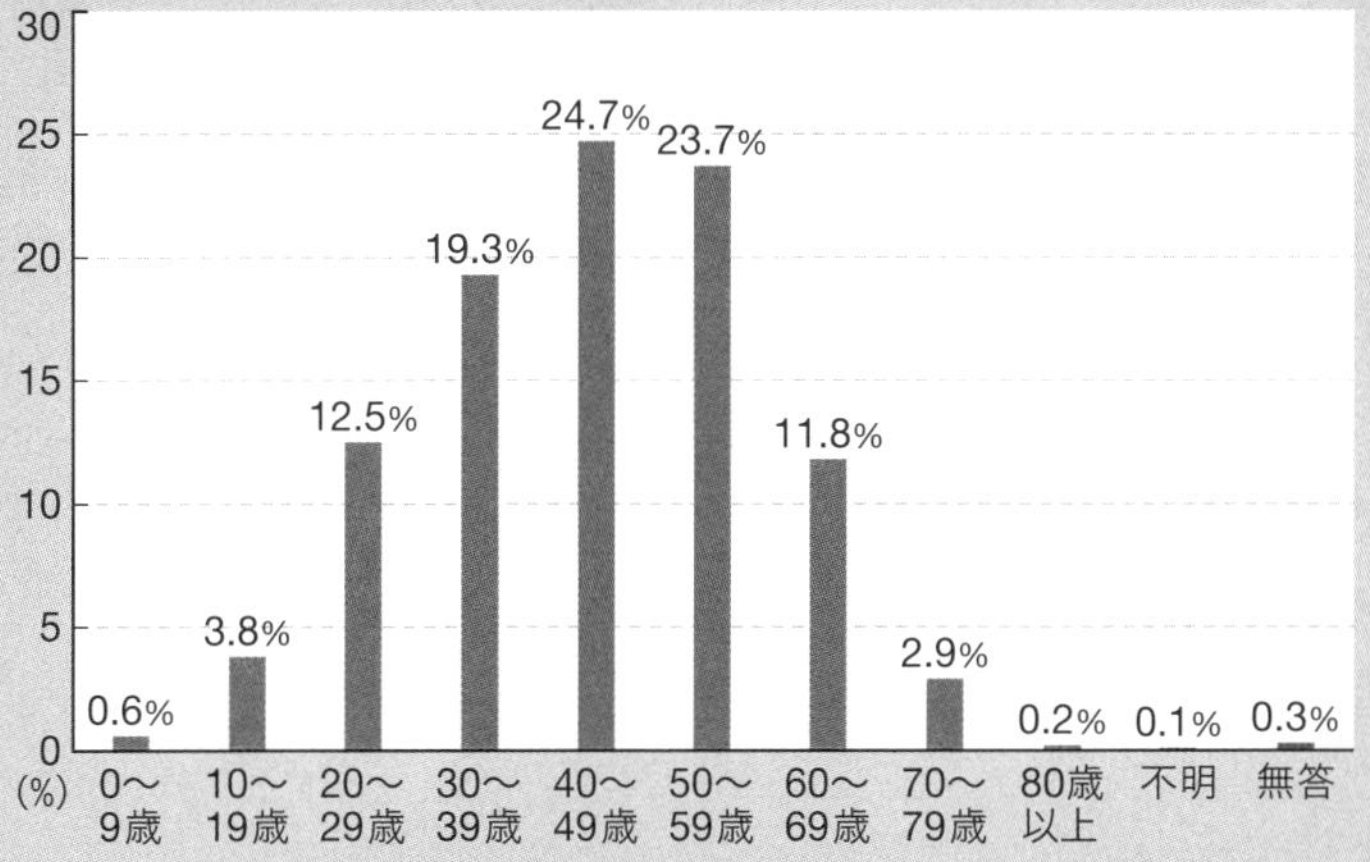

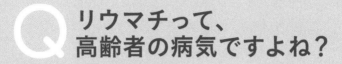

Q 体のどこに、どんな症状が現れるんですか？

A 関節の痛み・腫れ・こわばりや、手指の変形も起こります。

関節リウマチは、動かせる関節（可動関節）のほとんどで起こる可能性がありますが、とりわけ起こりやすいのは、手や足にある中小の関節。特に頻発するのは、**手の指や手首などの「手の関節」**です。

なかでも、**手の指の第２関節（PIP関節）・第３関節（MCP関節）から発症するケースが非常に多い**と言えます。

ただし、肩関節・ひじ関節・股関節・ひざ関節・足関節（足首）・背骨の首部分（頸椎《けいつい》）の関節・顎《がく》関節などがおかされることも少なくありません。

発症したご本人が自覚する症状としては、**まず、朝の関節の痛み・腫れ・こわばり・動かしづらさ**などが挙げられます。

病気が進行してしまうと、**骨や関節の変形・破壊**なども起こってきます。

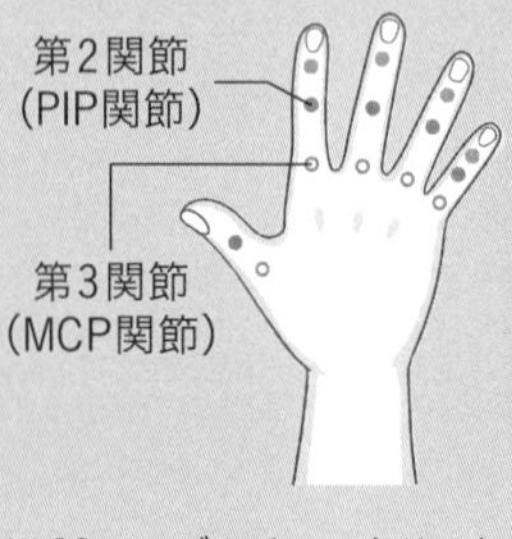

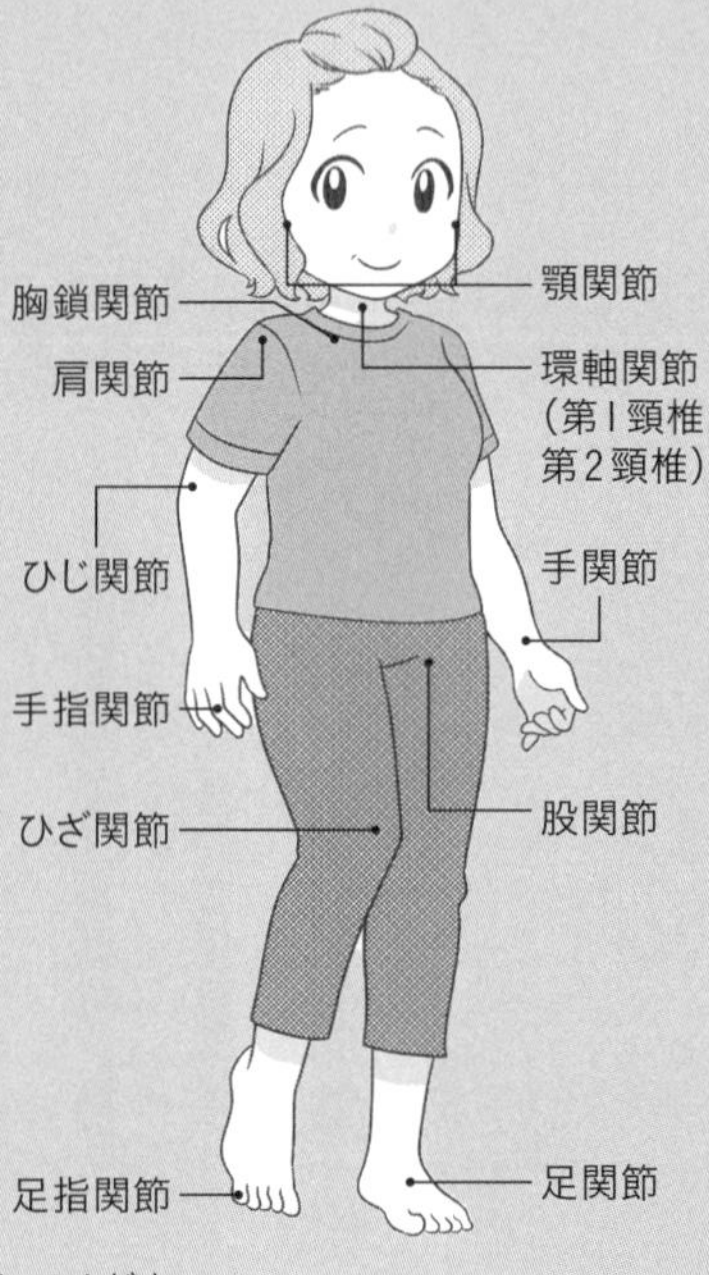

※ 29 ページのチェックリストも参考にしてください。

Q リウマチを放っておくと、どうなるの？

A 関節破壊の確率が、かなり高まってしまいます。

関節リウマチは、放っておいて治る病気ではありません。

ですから、同じような質問として、「病院に行かなくても大丈夫？」と聞かれることもあるのですが、やはり「大丈夫ではありません」と答えるしかありません。**放置していれば、病変は段階を追って進行**してしまいます。

関節リウマチは通常、関節全体を覆っている袋状の組織（関節包）の内側にある「滑膜《かつまく》」という組織に炎症が起こることから始まります。

その後の進行について、かつては“ゆっくり進行する”と考えられ、関節破壊ともなれば“発症から10年以上が経過してから発生する”と考えられていました。

しかし最近では、この考え方は改められています（詳細は次のQ＆Aを参照）。

放置していれば、**炎症による腫れや痛みは治まらず、関節・骨の破壊が始まってしまい、変形が起こっていきます**。

また、仮に関節の腫れ・痛みがひどくなくても、関節の内部では炎症が続き、関節破壊が進行していることもあるだけに、十分な注意が必要です。

Q 治すために いちばん重要なことは？

A 早期の診断・治療で、発症初期の急速な悪化を防ぐことです。

とにかく重要なのは、早期診断と早期治療です。

下のグラフをご覧ください。従来は、関節リウマチによる関節破壊は10年以上をかけてゆっくりと進むと考えられていましたが、実際にはもっと速いスピードで起こっています。

「関節リウマチを発症したかたについてレントゲン検査を半年ごとに行うと、２年以内に30％の人で関節破壊が確認された」というデータが発表されているのです。

しかも、特に**発症から６カ月以内という短期間で、関節が壊される割合が急上昇**しています。

ですから、早期の診断と治療によって、こうした急速な悪化をいかに回避できるかが、関節リウマチを克服するカギとなります。将来の“見た目の変形”を抑えるためにも、薬を必要としない完治の状態に進むためにも、きわめて大切なことといえるのです。

関節破壊の進行スピード

出典：HOWARD FUCHS, JEREMY J. et al. J Rheumatol 1989; 16: 585-91

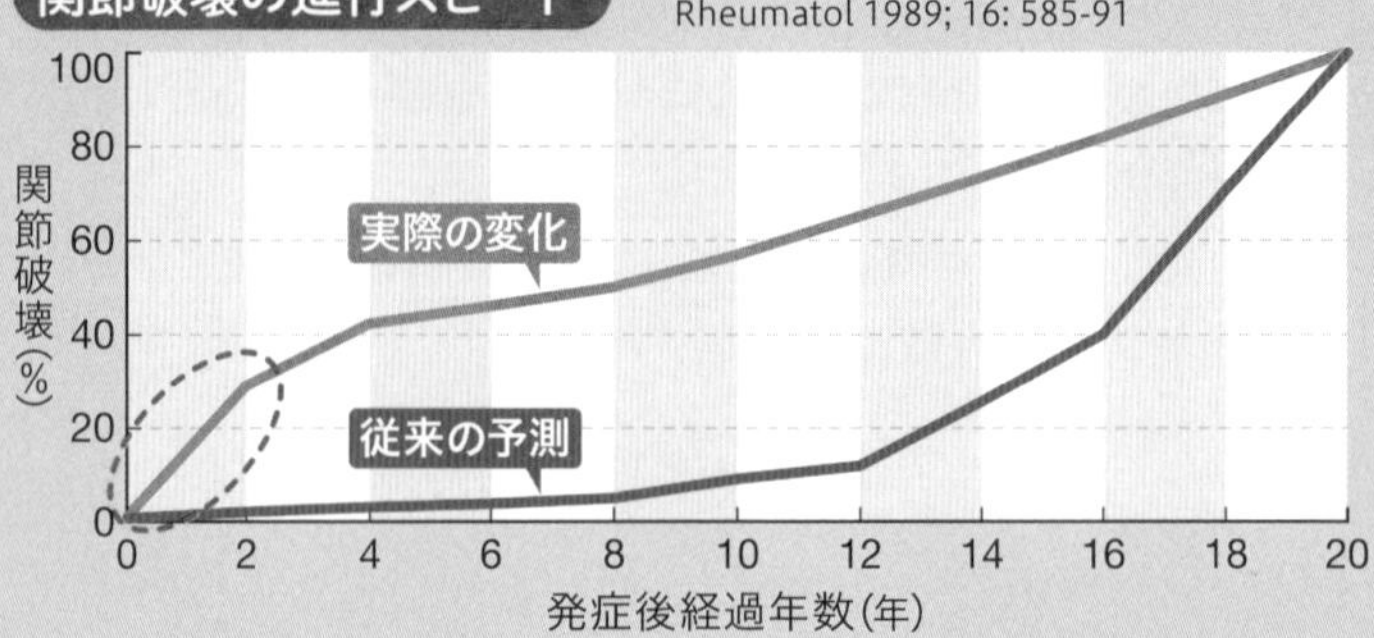

Q リウマチの治療って、痛くないですか？

A 採血のときにチクッとするぐらいで、痛くありません。

関節リウマチの基本的な治療法には、以下の3つがあります。

- **薬で炎症や痛みを抑えたり、関節の破壊を防ぐ「薬物療法」**
- **関節を適度に動かし、機能を維持する「運動（リハビリ）療法」**
- **失われた機能を手術によって回復させる「手術療法」**

これらのうち、治療で中心的な役割を担うのは、主に抗リウマチ薬が用いられる薬物療法です。

ただし、その薬物療法を始める前に、「関節リウマチであるのか否か」を診断するためにも血液検査が欠かせません。その時点で採血による痛みがあるかもしれませんが、これは多くの人が経験している程度の痛みでしょう。

実際に薬物治療に入ると、「錠剤」「点滴」「皮下注射」のいずれかのタイプの抗リウマチ薬を取り入れることになるはずです。この場合も痛みを感じるのは、点滴や皮下注射の針を刺すときにチクッとするぐらいです。

しかし、点滴や皮下注射で使われる針は、採血の針よりも細い針なので、薬物治療に伴う痛みとして“最大の痛み”となるのは、最初の採血のときの痛みということになります。

ですから、関節リウマチによる関節痛が現れた人なら、**「治療による痛み」よりもずっと、「病気による痛み」のほうが強い**ことになります。

診療の際、医師が触診をすることもありますが、少し触る程度で強く押すことはありませんので、心配は無用です。

PART

1

『リウマチは治らない』とあきらめていませんか？

関節リウマチを「対症療法」でやり過ごしていたのは、もう昔の話。現在は「根本治療」によって、完治を目指せるようになっています。

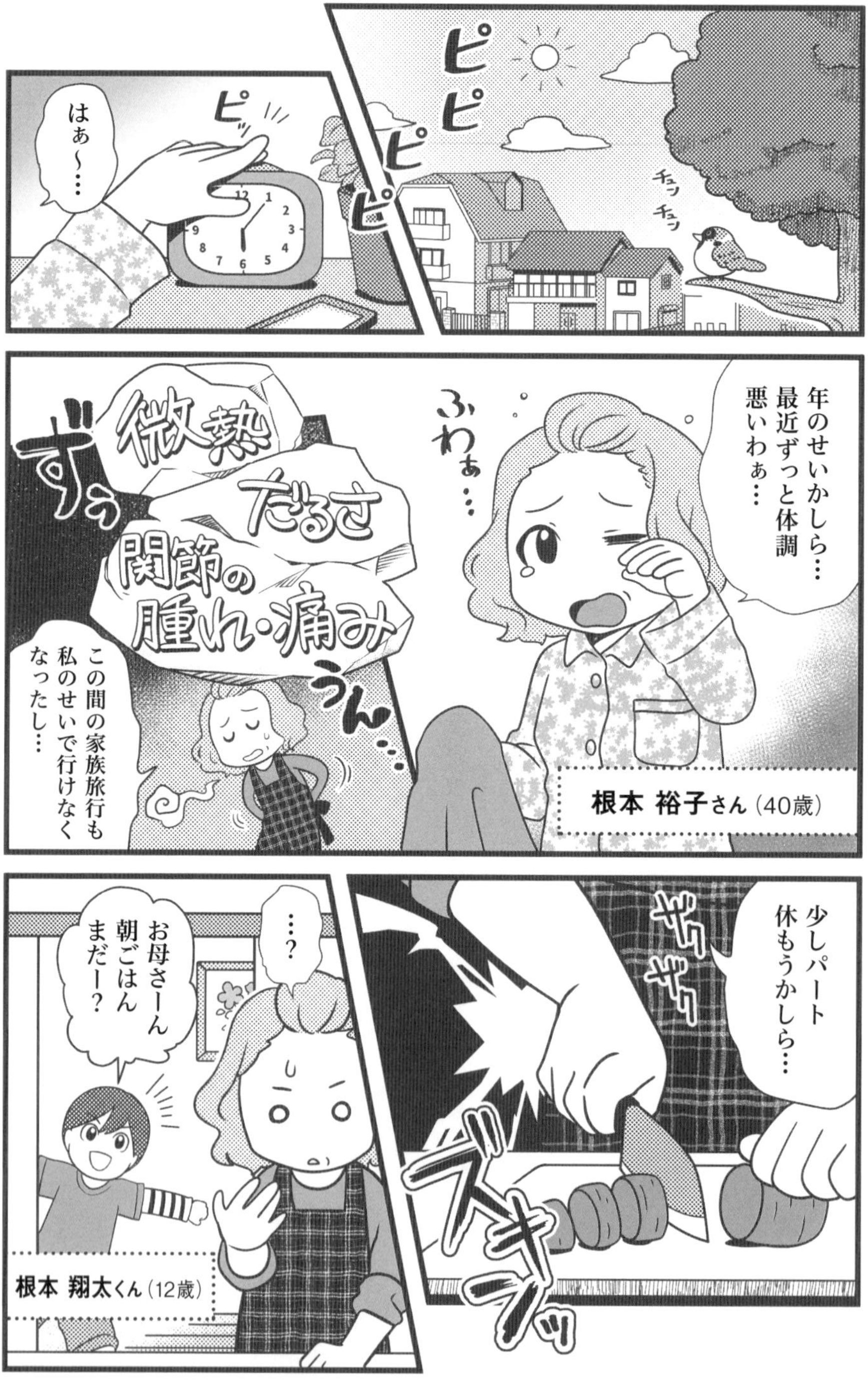
ピピピピ
チュン チュン
ピッ
はぁ～…
年のせいかしら…最近ずっと体調悪いわぁ…
ふわぁ…
ずっ
微熱
だるさ
関節の腫れ・痛み
うん…
この間の家族旅行も私のせいで行けなくなったし…
根本 裕子さん（40歳）
少しパート休もうかしら…
ザク ザク
ズキッ
…？
お母さーん朝ごはんまだー？
根本 翔太くん（12歳）

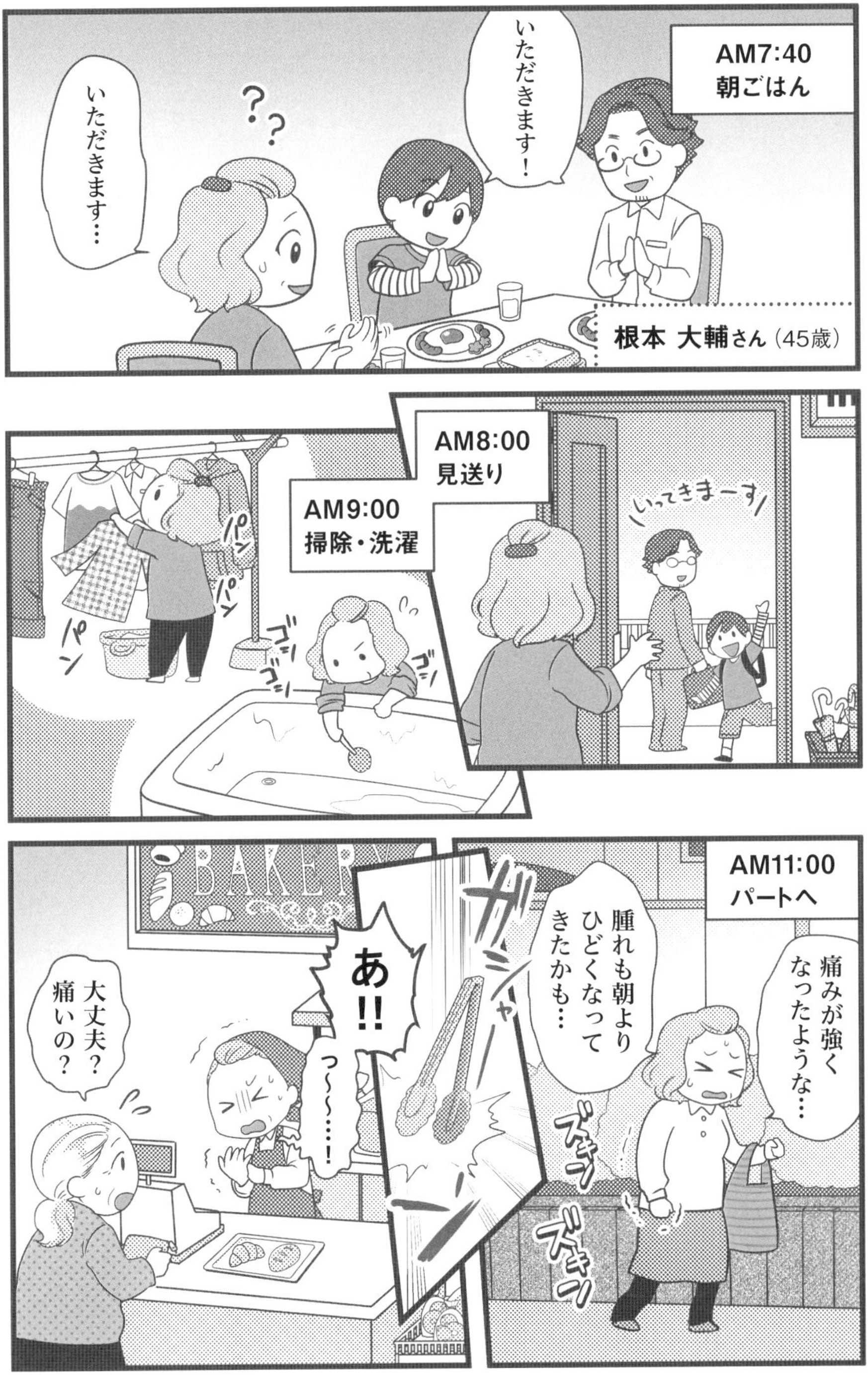
AM7:40
朝ごはん
いただきます！
??
いただきます…
根本　大輔さん（45歳）
AM8:00
見送り
いってきまーす
AM9:00
掃除・洗濯
パン
パン
パン
ゴシ
ゴシ
ゴシ
AM11:00
パートへ
痛みが強くなったような…
腫れも朝よりひどくなってきたかも…
ズキン
ズキン
ガシャン
あ!!
っ〜〜……！
大丈夫？痛いの？

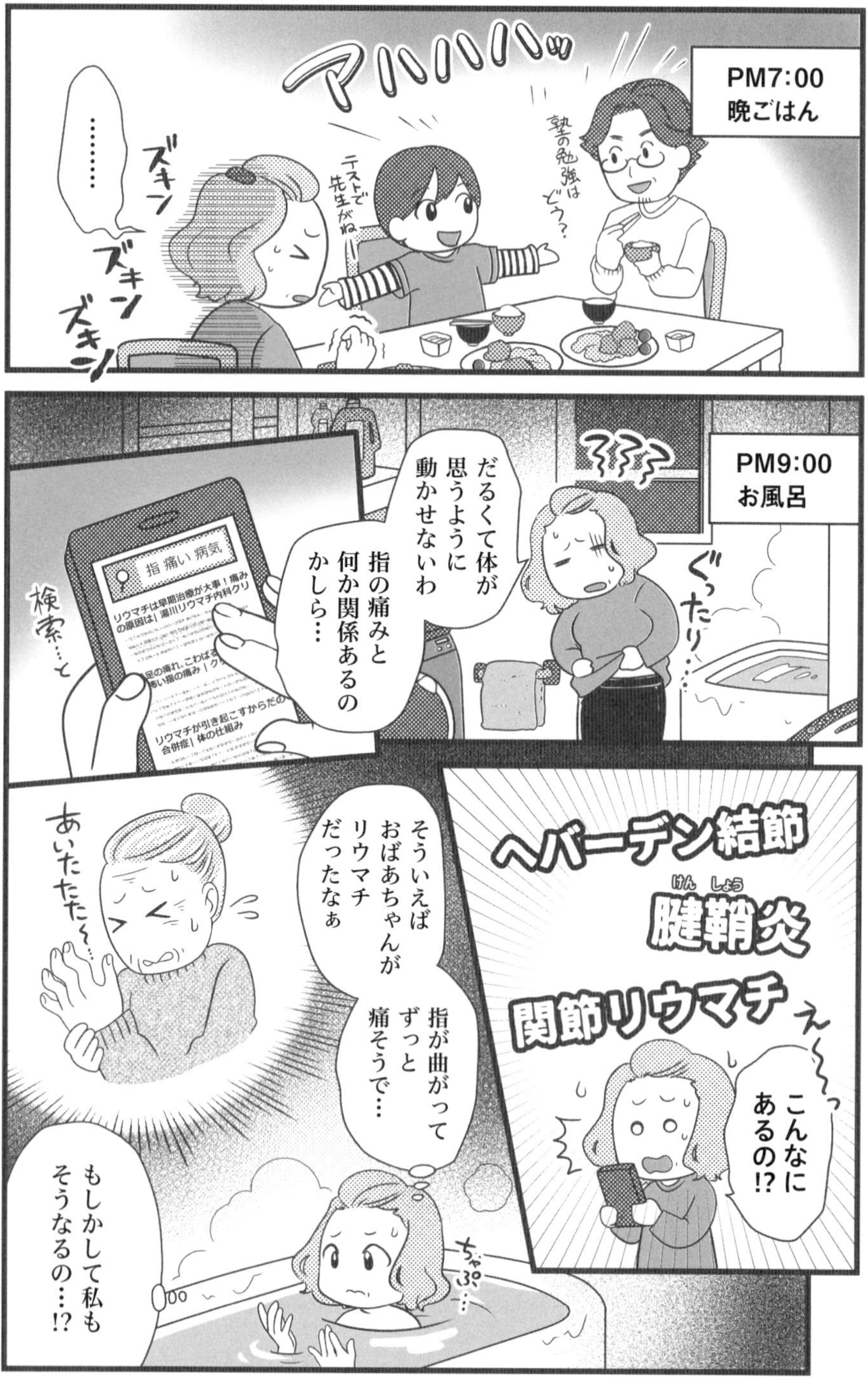

PM7:00
晩ごはん
塾の勉強はどう?
アハハハッ
テストで先生がねー
ズキン
ズキン
ズキン
……
PM9:00
お風呂
ぐったり…
だるくて体が思うように動かせないわ
指の痛みと何か関係あるのかしら…
検索…と
指 痛い 病気
リウマチは早期治療が大事！痛みの原因は｜湯川リウマチ内科クリ
リウマチが引き起こすからだの合併症｜体の仕組み
ヘバーデン結節
腱《けん》鞘《しょう》炎
関節リウマチ
えーっ
こんなにあるの!?
そういえばおばあちゃんがリウマチだったなぁ
指が曲がってずっと痛そうで…
あいたたた〜…
ちゃぷ…
もしかして私もそうなるの…!?

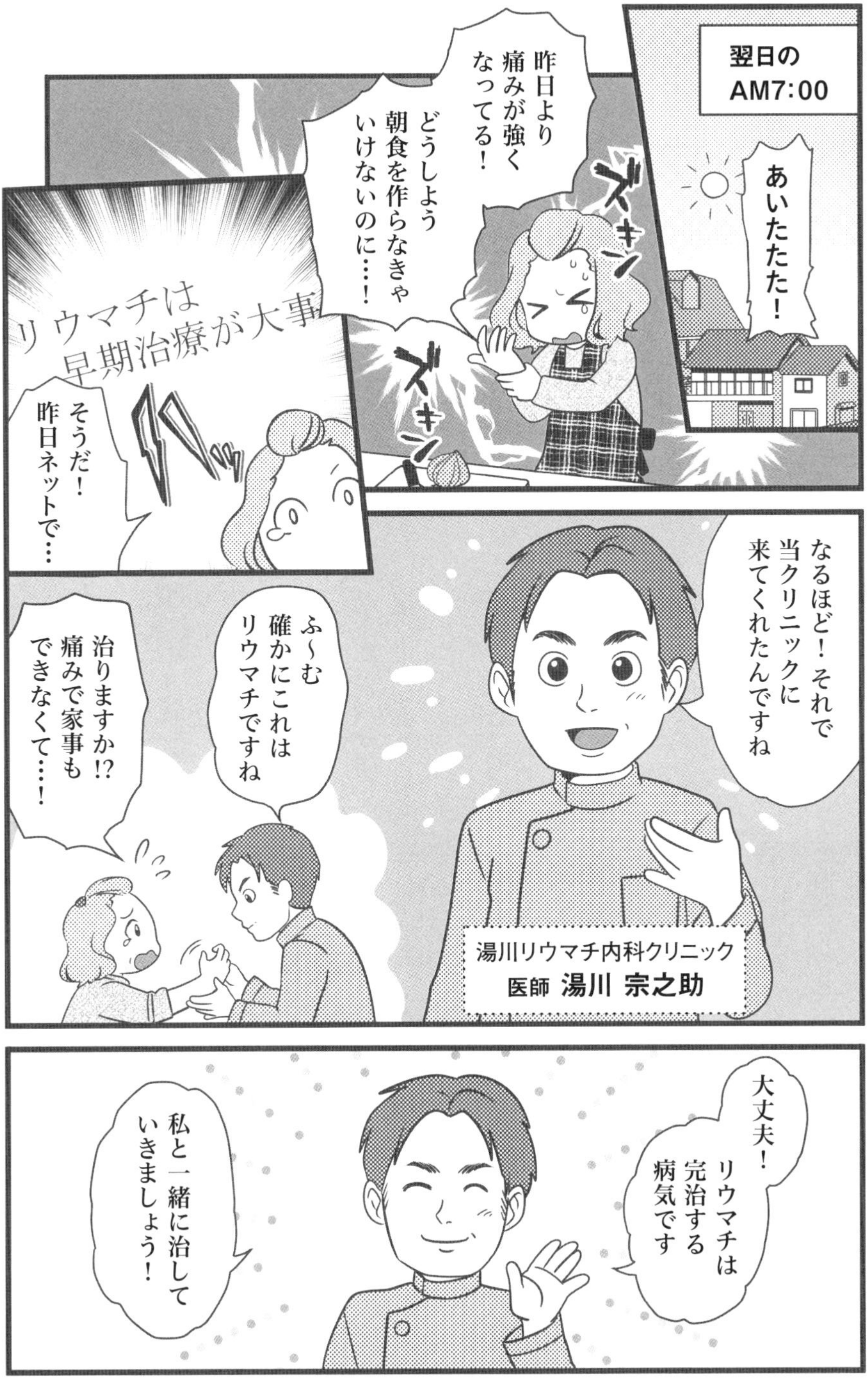
翌日の
AM7:00
あいたたたた！
ズキン
ズキン
昨日より痛みが強くなってる！
どうしよう朝食を作らなきゃいけないのに…！
リウマチは早期治療が大事
そうだ！昨日ネットで…
なるほど！それで当クリニックに来てくれたんですね
ふ～む確かにこれはリウマチですね
治りますか⁉痛みで家事もできなくて…！
湯川リウマチ内科クリニック
医師 湯川 宗之助
大丈夫！
リウマチは完治する病気です
私と一緒に治していきましょう！

初期に現れるサインを決して見逃さない！

関節リウマチは、激しい症状がいきなり現れる病気ではありません。**初期のうちは、「単に疲れているだけ」とやり過ごしがちな症状が現れることが多い**のです。それだけに、まずは「初期症状を見抜くポイント」を、できるだけ意識していただきたいと思います。

その点、「はじめに」でご紹介した典型的な初期症状、つまり「ペットボトルのふたが開けられない」「起床時に手がこわばって動かしづらい」といった変化は、最も気づきやすいものと言えるでしょう。

これらは、**手の指という小さな関節に炎症が起こっているサイン**です。

朝に、こわばりや腫れをよく感じるのは、それほど難しい理由ではありません。眠っている間は基本的に同じ体勢でいるため、リウマチ初期の原因となっている炎症物質や関節液（35ページ参照）が滞留してしまうからです。

この変化は、手の指だけでなく、足の指でもよく起こり、特に手の指の第2関節や第3関節に症状が現れます。

ただ、**こわばりや腫れの感覚は、体を動かしているうちに消えていきます。**血液の流れがよくなり、炎症物質や関節液も〝とどまった状態〟から散らされるように動くからです。

だからこそ、見過ごされることが多いわけです。

ペットボトルのふたが開けづらいと感じるのも、同じ理由から、朝～午前中の時間帯であることが多いでしょう。

ですから仮に、朝～午前中だけに限らず、昼や夜にも「ペットボトルのふたを開けづらくなった」という場合には、すでに初期の段階を過ぎている可能性があります。

いずれにしても、**「おかしいな」と感じたら、疲れや加齢のせいと決めつけてそのままにしてはいけません。**体からのサインを無視しないようにしてください。

こんなにあった〝意外な初期症状〟

「ペットボトルのふたが開けられない」「起床時に手がこわばって動かしづらい」といった変化をはじめ、初期段階の関節リウマチの〝サイン〟になりやすいものがいくつかあります。次のページの表に当てはまるものがないかチェックしてみましょう。

なかには、意外に思われるものもあるかもしれませんが、実際に患者さんからの声も多い例ばかりです。

直近で「転んだりぶつけたりして関節を痛めた」などの「はっきりした原因」がないのに、**一つでも当てはまる項目があるなら、初期のリウマチかもしれません。**「疲れているだけかもしれないし」「この程度の不調でお医者さんに診てもらってもいいのかしら」などと、遠慮する必要はまったくありません。「間違っていたらどうしよう」と、心配することもありません。

体の異常を感じたら、ためらうことなく診察を受け、〝病気の進行を許す時間〟をなくすように考えてください。

リウマチの意外な初期症状 チェックリスト

以下に思い当たる症状はないでしょうか？
1つでも当てはまるものがあれば、初期のリウマチの可能性があります。

- □ ペットボトルのふたが開けられない
- □ 起床時に手がこわばって動かしづらい
- □ 体がだるい
- □ 微熱が続く
- □ 食欲がない
- □ 体重の減少
- □ 貧血気味
- □ 朝食を作るとき、動作に違和感がある
- □ 歯ブラシが使いにくい
- □ お箸を上手に使えない
- □ ドアノブが回しにくい
- □ 家のカギが開けにくい
- □ 靴ひもが結びにくい
- □ ハサミが使いづらい
- □ ホチキスが使いづらい
- □ パソコン入力がしづらい
- □ 電車のつり革を持つ手に、違和感がある
- □ パジャマのボタンが外しにくい
- □ ＴＶのリモコンが押しにくい
- □ 歩きづらくなった
- □ 今まではスッと入った指輪が、関節にひっかかる

女性の患者数は、男性の5倍！関節リウマチ発症のメカニズム

調査結果や報告によって多少の違いはありますが、関節リウマチの患者数は、男性1に対して、女性は4～5と言われています。

つまり、**関節リウマチは、男性に比べて女性は4～5倍も多い病気**なのです。

これは、関節リウマチだけに限られたことではなく、自己免疫疾患の病気全般に当てはまることです。

女性に多い理由としては、「女性ホルモンと関係している」とする説が有力で、具体的にはエストロゲン（卵胞ホルモン）とプロラクチン（乳腺刺激ホルモン）が関与しているとされています。

なぜなら、これらの女性ホルモンは、**自己抗体（自分の体の組織・細胞・成分を間違って攻撃してしまう物質）の働きや、免疫反応を促す物質（サイトカインなど）を活性化させやすく、それだけに自己免疫反応に異常をもたらしうる**からです。

ただし、女性ホルモンが直接的に病気を引き起こすわけではありません。**最大の原因は、あくまでも免疫機能の異常**であり、それに加えて女性ホルモンが〝病気の後押し〟をしていると考えるべきです。

実際、15ページのグラフを見れば、女性では月経のある年代で発症しやすいことがわかります。

また、初経の早い女性では、血液検査でわかるリウマチ因子（RF／リウマトイド因子）の数値が20以上の陽性になって発症する率が、高くなるという研究報告があります。経口避妊薬（ピル）を飲んでいる女性では、体がエストロゲンの分泌・活動を抑える方向に働くことが関係しているのではないかと考えられ、結果として関節リウマチの発症率が低下していたという報告もみられます。

さらに、関節リウマチの患者さんが、妊娠・出産・授乳の過程を経るなかで、関節リウマチの症状に以下のような変化が起こりやすいこともよく知られています。

●**妊娠中**：男性の精子や、胎児の細胞を、異物と認識して攻撃・排除してはいけないため、免疫機能が抑えられる→関節リウマチの症状が軽くなる

●**出産後**：抑えられていた免疫機能が戻るが、それが急激に行われると、反動で免疫の働きが一気に高まる↓関節リウマチの症状が悪化する
●**授乳中**：乳腺の発達や、母乳の分泌を促進するプロラクチンの働きが高まる↓関節リウマチの症状が悪化する

こうしたことから、女性ホルモンと関節リウマチには相関関係があるはずですが、実際には自力で女性ホルモンの分泌量を調節することなどできません。
ひとことで言えば、〝防ぎようのないもの〟で、それは私もよくわかっています。ですから現実的には、知識として蓄えておき、「該当する期間にはいっそう注意する」という意識を持てば十分だと思います。

また**女性ホルモンのほかに、リウマチの発症に関わるものとして、ストレスやタバコ**が挙げられます。
ストレスは女性ホルモン同様に完全には防げないものですが、うまく解消することを心がけましょう。タバコについては、そのリスクを正しく知ることで、止めるという決断をしてほしいと思います。詳しくはＰＡＲＴ４でお伝えします。

関節の腫れや痛みが起こる原因とは？

さて、ここで一度、これまでの内容を簡単におさらいしてみましょう。

まず、関節リウマチには、意外とも思える初期症状があるということ。

そして原因としては、主に免疫機能の異常があり、その**「異常な自己免疫反応」がベースになって症状が起こり、女性ホルモンなどの要因も複雑に絡み合って発病する**というものでした。

そこでここからは、関節リウマチという病気によって、関節の中でどのような変化が発生するのかみていきましょう。

17ページですでにお話ししたとおり、関節リウマチは通常、関節全体を覆っている袋状の組織（関節包）の内側にある「滑膜《かつまく》」という組織に炎症が起こることから始まります。

つまり、**自らを〝異物〟と誤認して攻撃してしまうという、異常な自己免疫反応が滑膜に起こり、炎症が発生する**ということです。

この**滑膜の炎症が、関節リウマチによる腫れ・こわばり・痛み・指の変形など、す**

べての症状の〝引き金〟となるわけです。

滑膜という組織の名は、一般にはあまり知られていないかもしれませんね。

しかし、この滑膜は、関節の働きにおいて重要な役割を果たしています。


下にある図を見てください。


関節の骨と骨の端の表面部分は、弾力性のある「軟骨」で覆われています。そして、「クッションのように衝撃や負荷を緩和する」「骨どうしが直接ぶつかるのを防ぐ」「関節を滑らかに動かす」などの働きをしています。

そうした**軟骨の働きを見事にサポートしているのが、滑膜**です。

非常に薄い膜でありながら、関節腔《かんせつくう》（関節内

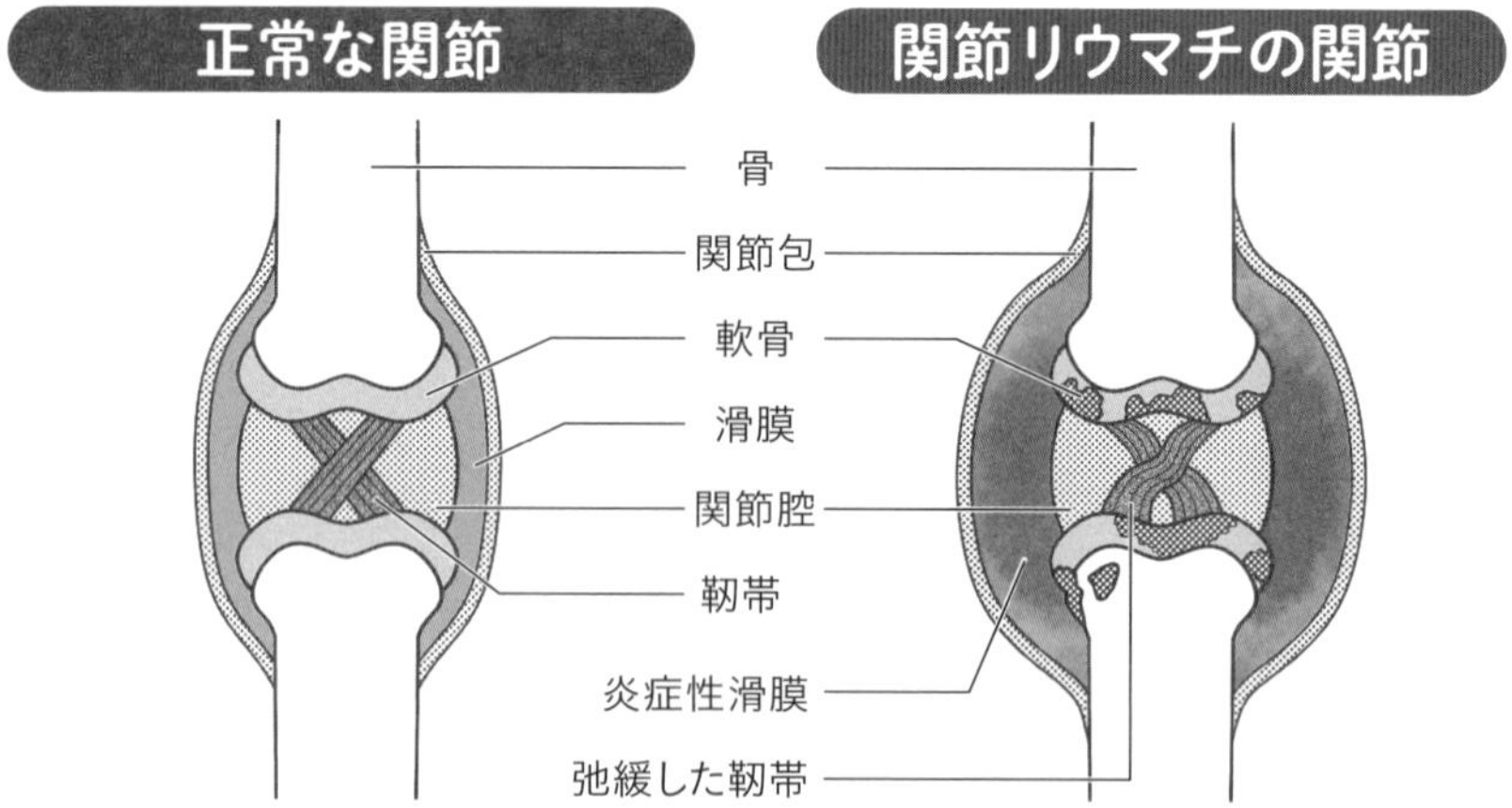

のスペース）に関節液を分泌したり吸収したりして、これも〝水枕のようなクッション〟になり、軟骨どうしの〝潤滑油〟の役割も果たし、軟骨自体への栄養補給も行っていることになります。

ところが、滑膜に炎症が起きてしまえば、当然ながら正常な機能をまっとうできなくなります。

そして、炎症によって滑膜は充血して腫れ上がり、1㎜未満だった厚さは何倍にもふくれ上がり、関節腔には関節液がたまり続けます。こうして、関節リウマチ特有の腫れが起きるのです。

また、炎症性サイトカインやプロスタグランジンという発痛物質も、たくさん作られるようになります。**関節液を通じて、これらの物質が滑膜にある神経を繰り返し刺激することで、痛みも発生**します。

そのうえ、こうした滑膜の炎症が自然とよくなることは非常に少なく、むしろ滑膜が腫れてむくんでいることが神経を圧迫することになるため、さらに痛みが増していくのです。

症状を放置していると特有の症状「関節の変形」が起こる

前項でご説明した状態の先にあるのが、関節の破壊・変形です。

適切な診断と治療を受けずにいると、滑膜の炎症は着実に、周囲の組織を壊していきます。

関節の内部で炎症が続いてさえいれば、たとえ関節の腫れや痛みがひどくない場合でも、関節破壊が進行していることもあります。

しかも、18ページでご紹介したデータのように、それは発症から半年〜2年のうちに起こりうるのですから、油断は厳禁です。

関節の破壊・変形が起こるメカニズム

ここまでお話ししたような、滑膜の炎症から始まった関節の状態悪化は、一般的に以下の4段階のステージを経て進行するとされています。

●ステージⅠ（初期）

骨や軟骨の破壊はみられないが、滑膜は厚く腫れ上がり、関節液がたまり始めている状態。**関節のこわばり・腫れ・痛み・熱っぽさ**などを感じる。

●ステージⅡ（中等度進行期）

軟骨の部分が破壊され始めて薄くなり、骨どうしの間、つまり関節内のスペースが狭くなっている状態。骨自体の破壊はまだ起きていないが、**骨の表面が〝虫食い〟のように欠けて壊れた「骨びらん」が現れ、自覚症状は強まる。**

●ステージⅢ（高度進行期）

骨にも軟骨にも破壊が生じた状態。骨どうしが直接こすれ合うようになる。骨の破壊がさらに進むと、関節がうまく噛み合わなくなり、周囲の腱《けん》・靭帯《じんたい》・筋肉の状態も悪化して、関節をうまく支えられなくなり、**関節の変形が起こってくる。**

●ステージⅣ（末期）

関節が破壊され、動かなくなってしまった状態。骨と骨がくっついて〝1本の骨〟のような状態（強直《きょうちょく》）になることもある。関節としての機能は完全に失われる。

関節破壊が始まっているか否かは、レントゲン検査を受けなければはっきりわかりません。しかし、一般的にはこのような段階を経て関節破壊が起こるということを、念頭に置いておくべきでしょう。

関節破壊の先には、変形があります。

通常、見た目の変形は10～15年の年月をかけて発生するものですが、**関節の破壊と変形がリンクしていることは事実**です。

［関節破壊の進行度］

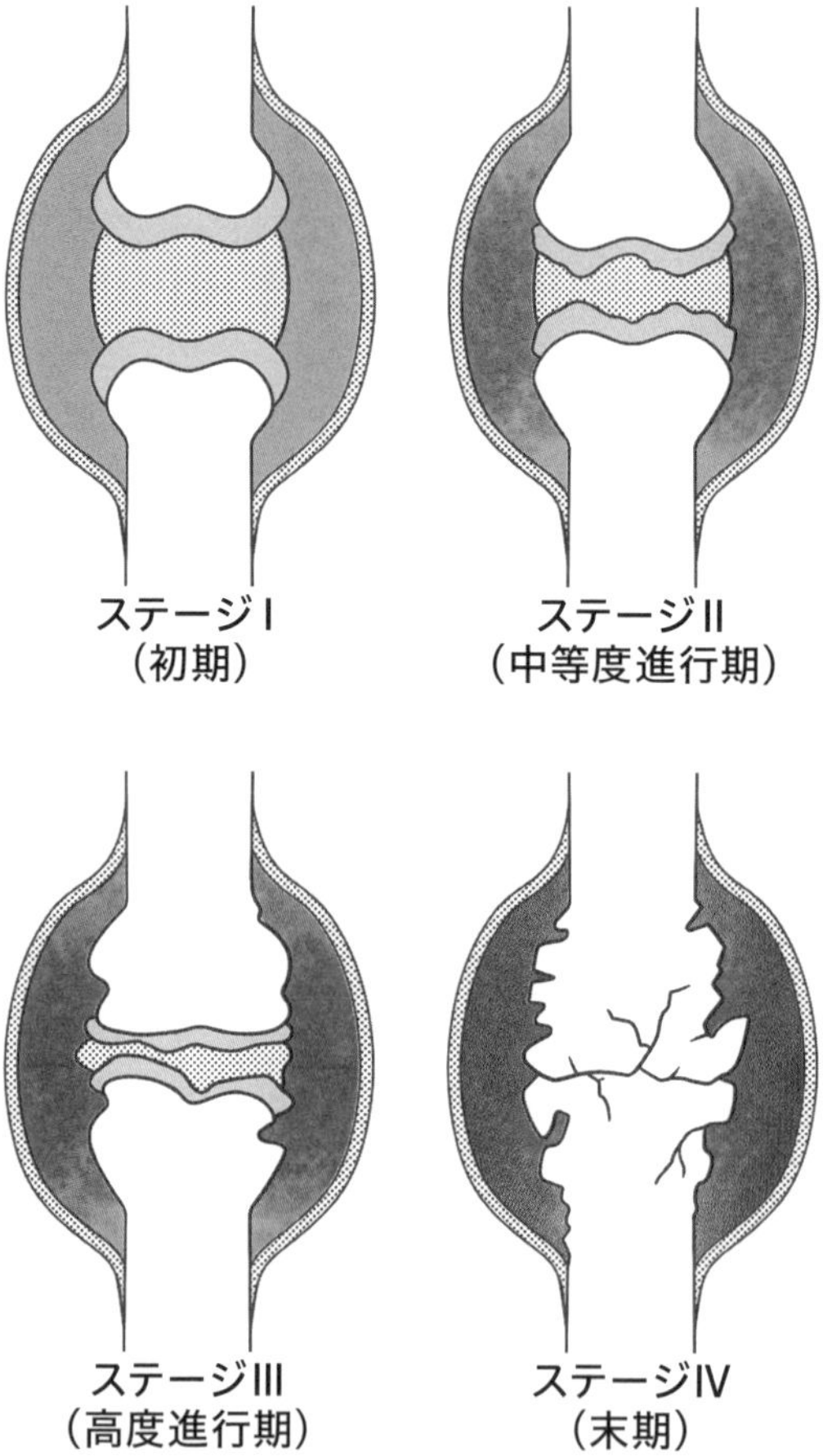

手の指に起こる代表的な5つの変形

すでにお話ししたように、関節リウマチは全身のどこで起こっても不思議ではありません。そして、病気の進行を許してしまえば、手の指には関節リウマチ特有の変形が起こってきます。

代表的な手指の変形としては、以下のような種類があります。

●スワンネック変形

第3関節が曲がり、第2関節が反り、指先の第1関節が曲がって、〝白鳥の首のような形〟になる。

●ボタン穴変形（ボタンホール変形）

第2関節が曲がり、第1関節が反って、〝ボタンの穴のような形〟になる。

●尺側偏位《しゃくそくへんい》

親指を除く4本の指が、すべて尺側（小指側）を向く。

●Z字変形

親指の第1関節が反り、〝ヒッチハイクをするときのような形〟になる。

●**ムチランス変形（オペラグラス変形）**

骨が破壊されて溶けてしまい、指が短くなる。また、筋肉や皮膚がたるんで、指に力が入らなくなる。

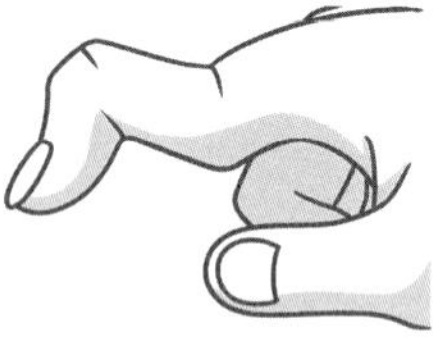

スワンネック変形

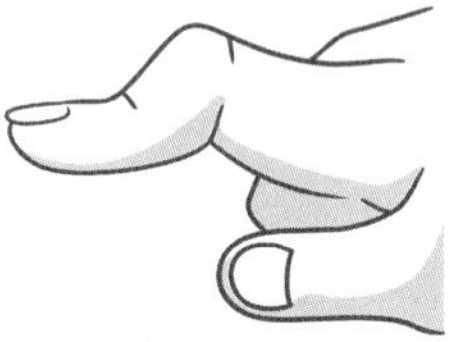

ボタン穴変形

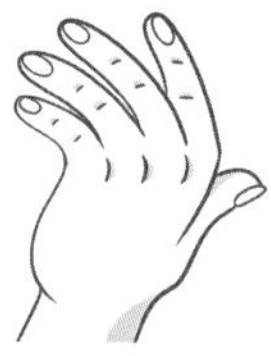

尺側偏位

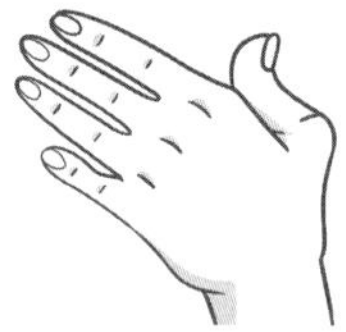

Z字変形

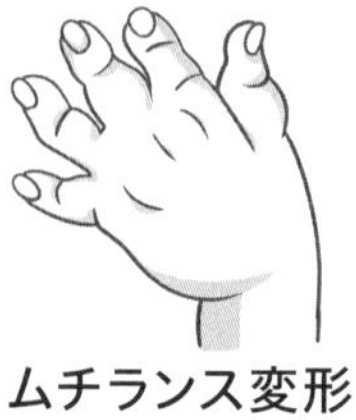

ムチランス変形

実は、私が「リウマチ専門医になる」という最終決断を下したきっかけは、まさに手指の変形でした。

あれは、私がまだ研修医だった頃。

20代の若い女性患者さんが通院されていたのですが、彼女の手の指と手首はすでに変形しており、日常動作も不自由な様子でした。

そしてそのとき、私は思ったのです。

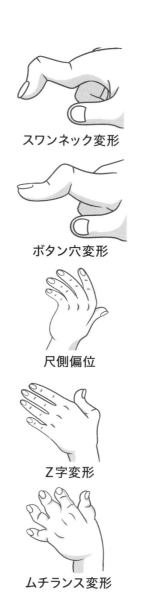

「この女性の人生は、リウマチによって制限されてしまうだろう……。どうしたら関節を変形させないですむのか？」

その答えも、やはり早期診断・早期治療に行き着くのです。

もし、関節リウマチがすでに進行しているかたでも、**骨びらんが現れた段階で食い止めれば、〝変形のない人生〟を送ることにつながり、家事や仕事への悪影響を少なくしていくことができます。**

となればやはり、関節機能をできるだけ維持するために、早期発見・早期治療が必須のこととなるわけです。

近年話題の病気「へバーデン結節」とはココが違う

最近の診療では、〝手の指の痛みや変形〟というキーワードが似ていることもあってか、話題になっている「へバーデン結節」という病気と関節リウマチの違いを、よく質問されることがあります。

そこで、この両者の相違点については、簡単にご説明しておきましょう。

いちばんの違いは、症状の現れる関節です。

へバーデン結節で症状が現れるのは、指の第1関節（DIP）です。

一方、**関節リウマチで症状が現れるのは、第2関節（PIP）か、第3関節（MCP）**です。

そして、**関節リウマチが第1関節に起こることは、まずありません。**第1関節に現れた腫れや痛み、変形などは、ほかの病気を疑いましょう。

ちなみに、関節リウマチのほかにも、第2関節に症状が現れる病気があります。代表的なのは**「ブシャール結節」という変形性関節症で、その関節を触ると骨の端がボコッと尖ったように感じられます。**

それに対し、**関節リウマチでは紡錘《ぼうすい》状にふくらんで腫れるので、ブニュブニュとした感覚がある**はずです。

しかし、ブシャール結節と関節リウマチが、第2関節で併発することも少なくありません。ですから、やはり時間を無駄にせず、診察を受けることが先決です。

血液検査やレントゲン検査、必要があれば超音波の検査なども行うことで、正確な診断・治療を速やかにスタートできます。

関節リウマチを元から治すことが可能になった！

19ページでご説明したとおり、**関節リウマチの基本的な治療法には「薬物療法」「運動（リハビリ）療法」「手術療法」**があり、これらが3大柱とされています。

ただし、私には思うところがありました。

診断や治療などにはついては、すでにパラダイムシフトが起こっている。その恩恵に授かり、寛解《かんかい》や完治に到達した人がたくさんいらっしゃる一方、まだ恩恵を享受できていない人もいる。

ならば、パラダイムシフトによって享受できる内容を、医師の立場からの表現ではなく、皆さんの立場からよりわかりやすい表現で伝えることも必要ではないか――。

そう考えていたのです。

そもそも、関節リウマチの治療には、**「Treat to Target」（トリート トゥ ターゲット／T2T）という世界共通のガイドライン**があります。

その考え方をシンプルに言うと、**「主治医と患者さんが治療の目標をはっきり決め、その目標を達成するために一緒に治療していくことが重要」**ということです。

ですからここで、その考え方にも沿って、関節リウマチを治すために必要なのは「4大方法」であること、さらにそれは**「早期診断」「早期治療」「治療目標」「患者さんの主体的な取り組み」**であることを、お伝えしたいと思います。

〝昔ながらの治療法〟からは卒業を

「早期診断」と「早期治療」の必要性については、ここまで読んでいただいたあなたなら、十分に納得いただけるでしょう。

できるだけ早く、ご自分の関節リウマチについての診断を受け、最適な治療を速やかに始めることが、寛解・完治への近道です。

「治療目標」とは、皆さんそれぞれに異なる現在の状態を自ら把握・理解し、短期的・長期的などの視点に立ちながら、**「どのような治療でどのようなゴールを目指すのか」をはっきりさせておく**ということです。

「現在の状態はどうなっているのか」
「ここで治療をしないと、今後どうなるか」
「逆に、治療を始めると、どのような目標を設定できるか」
「妊娠希望や子どもの受験などで、薬の副作用が少しでも出ることは避けたいのか」
「治療にかかる経済的な事情はどうなのか」

まだまだ他にもありますが、こうして**患者さんの希望・医師の提案を合わせながら、〝目的地〟を明確にし、両者の間で治療目標をきちんと共有することが大切**なのです。

そうすれば、病気に四六時中悩まされることなく、しっかりと前に進んでいくことができます。

そして、**「患者さんの主体的な取り組み」も、関節リウマチを治すうえでは欠かせない要素**になります。

まず、〝リウマチを克服するストーリー〟の主人公はあくまでも患者さんであり、医師や看護師はその手助けをしていくことが基本です。

「関節リウマチになってもやり続けたいこと」「大事にしていきたいこと」を医師に伝えるなど、自発的な姿勢を取ることが、〝その患者さんのためになる治療戦略〟を立てるうえで大いに役立ちます。

また、非常に残念なことですが、漫然と治療を受けてきた結果、パラダイムシフトが起こるより前の〝昔ながらの治療法〟を継続しているケースもあるようです。

ですから、**「治療を長期間受けているのに全然よくならない」という場合は、本書の内容などを参考に、医師に治療戦略の確認をしてみてもいいでしょう。**

これまでの受動的な姿勢から、能動的な姿勢に変えることで、関節リウマチを治す方向へ舵《かじ》を切り直すのです。

これらが達成できれば、パラダイムシフトの恩恵を誰でも享受するのが当たり前のことになるはずです。そうしなければならないのです。

言葉の定義でいうと、治療とは「医師が患者さんの病気やケガを治すこと」であり、診療とは「診察・診断・治療がすべて含まれていること」になります。そして診療は、よりいっそう患者さんのためにあるものです。

ですから私は、前述した「4大方法」を端的に表すなら、「リウマチ診療革命2020」ということになると思います。

その実現こそが、関節リウマチを治すことに直結しているのです。

リウマチは「完治」する時代になった

関節リウマチに対し、従来の治療で使われていた薬は「対症療法」であったのに対し、パラダイムシフト後のここ20年ほどで使われるようになった薬は「根本治療」を行うものになっています（詳細はPART2を参照）。

その治療で**寛解が可能になり、しかも薬を止められる人も多数いらっしゃるということは、根本治療によって完治できるようになったということ**です。

それはつまり、関節リウマチを元から治せるようになったことを意味します。

関節リウマチという病気には、ガンなどと違い、「この検査数値さえ○○ならば完治した状態」と言えるマーカーが存在しません。

関節リウマチの症状がなくなり、薬がなくても寛解を維持している人の中にも、血液検査でリウマチ診断の指標になるいくつかの数値が「高いままの人」「大幅に低くなっている人」など、さまざまです。

しかしこれは、患者さん本人の感覚としては、まさに完治だと思います。

現在、まさにそうした状態にいるかたも、この本を読んでくださっているかもしれませんね。また、本書をきっかけに、その状態になる人もいらっしゃるでしょう。

そうしたかたがたは、以降もリウマチを再燃させず、薬を中止したまま人生を送れたら、ぜひ堂々と「私は○○年前にリウマチを完治させた」と言ってください。

人生は、自分の考え方ひとつで変わっていくものだと思います。

治療中の人でも、「痛くないありがたさ」や「周りの人たちのありがたさ」を忘れず、「関節リウマチを完治させる過程で学びを得て、成長していこう」と考えれば、よりハッピーな時間を過ごせるでしょう。

主体的・能動的・積極的な考え方で関節リウマチと向き合えば、過度に落ち込むことなどなく、落ち着いて充実した日々を送れるはずです。

PART

2

5割の人は抗リウマチ薬で治る

劇的に進化した抗リウマチ薬で、痛みや腫れはコントロールできます。
薬をやめた後も、その状態の維持は可能。その秘密を解き明かします。

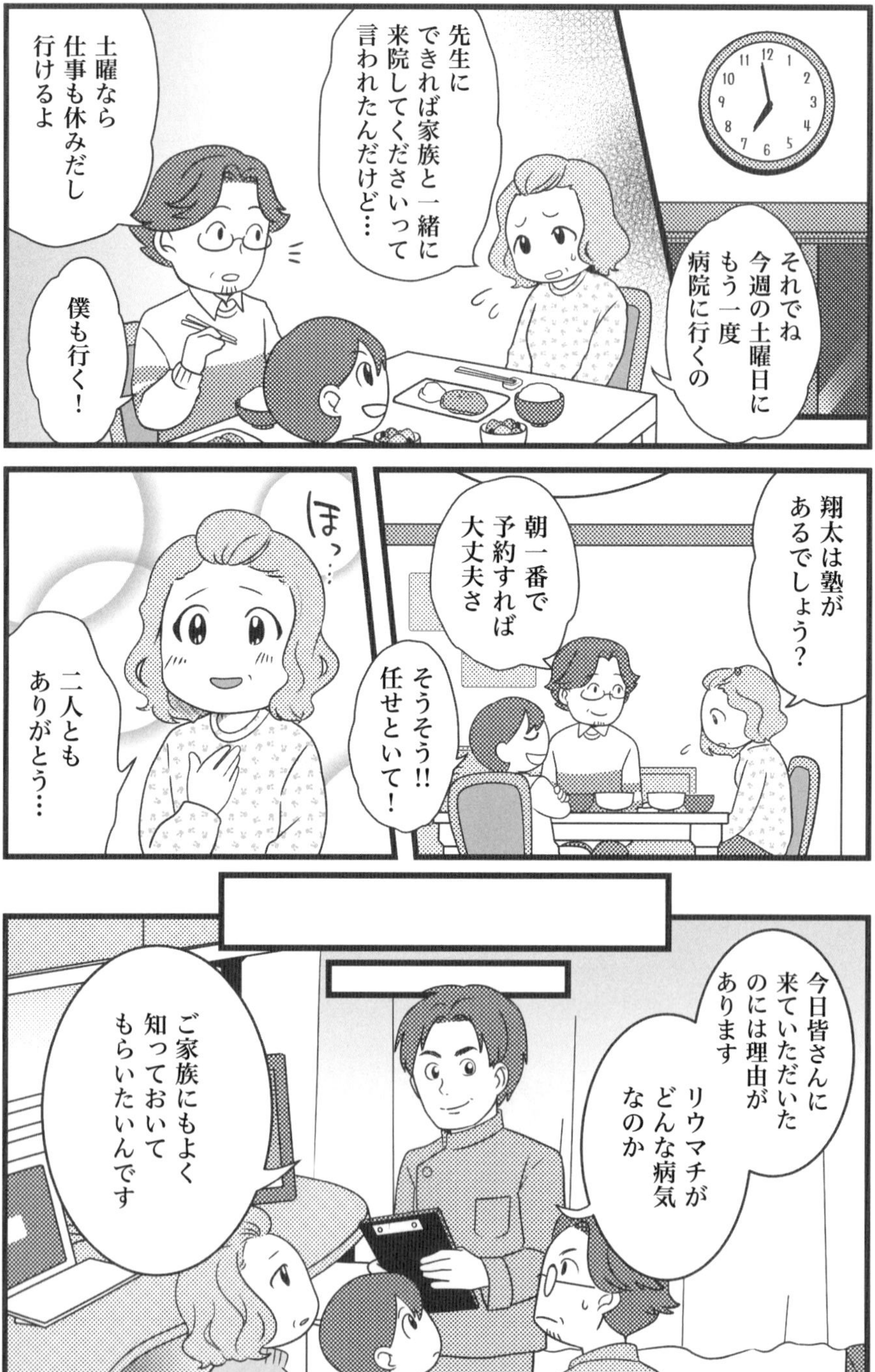
それでね今週の土曜日にもう一度病院に行くの
先生にできれば家族と一緒に来院してくださいって言われたんだけど…
土曜なら仕事も休みだし行けるよ
僕も行く！
翔太は塾があるでしょう？
朝一番で予約すれば大丈夫さ
そうそう!!任せといて！
ほっ…
二人ともありがとう…
今日皆さんに来ていただいたのには理由があります
リウマチがどんな病気なのか
ご家族にもよく知っておいてもらいたいんです

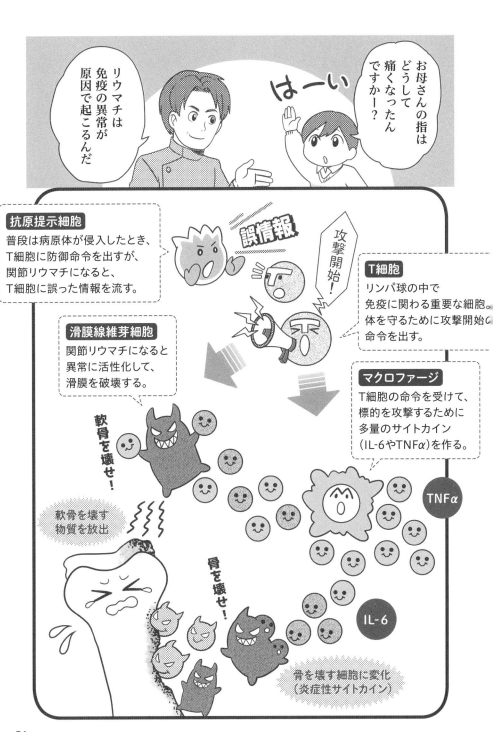

お母さんの指は どうして 痛くなったん ですかー？
はーい
リウマチは 免疫の異常が 原因で起こるんだ

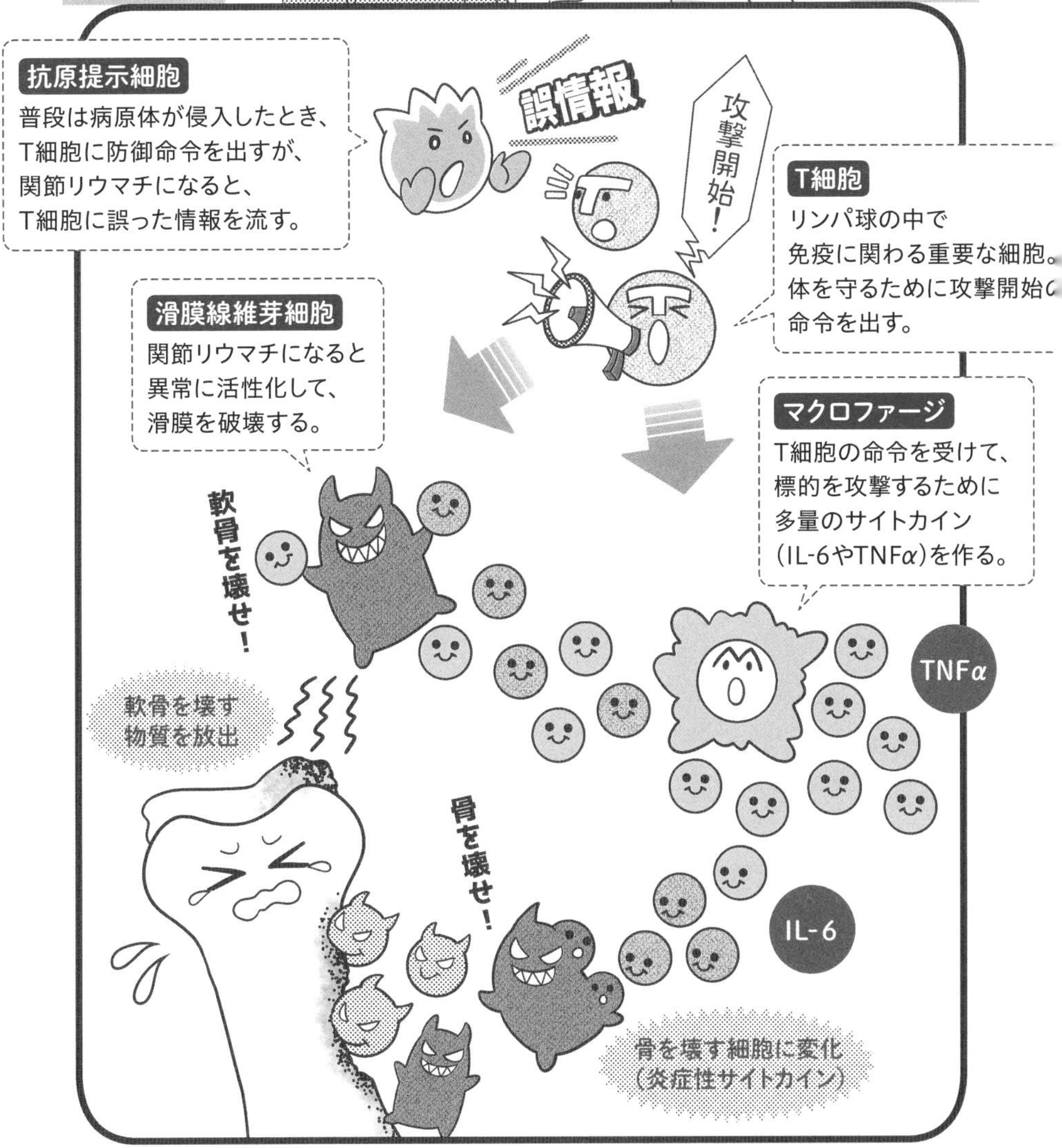
抗原提示細胞
普段は病原体が侵入したとき、T細胞に防御命令を出すが、関節リウマチになると、T細胞に誤った情報を流す。
誤情報
攻撃開始！
T細胞
リンパ球の中で免疫に関わる重要な細胞。体を守るために攻撃開始の命令を出す。
滑膜線維芽細胞
関節リウマチになると異常に活性化して、滑膜を破壊する。
マクロファージ
T細胞の命令を受けて、標的を攻撃するために多量のサイトカイン（IL-6やTNFα）を作る。
軟骨を壊せ！
TNFα
軟骨を壊す物質を放出
骨を壊せ！
IL-6
骨を壊す細胞に変化（炎症性サイトカイン）

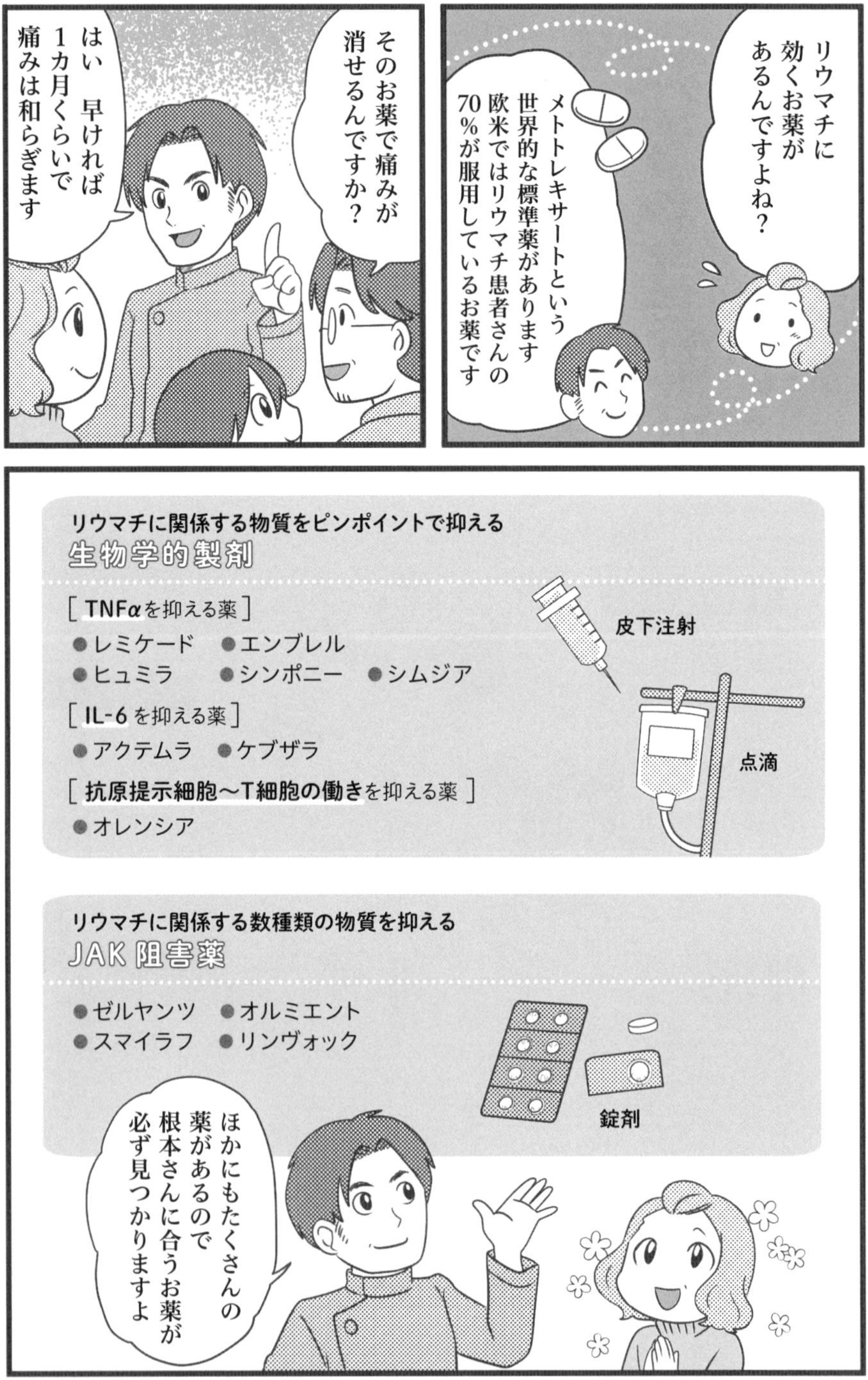
リウマチに効くお薬があるんですよね？
メトトレキサートという世界的な標準薬があります 欧米ではリウマチ患者さんの70％が服用しているお薬です
そのお薬で痛みが消せるんですか？
はい 早ければ1カ月くらいで痛みは和らぎます
リウマチに関係する物質をピンポイントで抑える
生物学的製剤
［ TNFαを抑える薬 ］
●レミケード ●エンブレル
●ヒュミラ ●シンポニー ●シムジア
［ IL-6 を抑える薬 ］
●アクテムラ ●ケブザラ
［ 抗原提示細胞～T細胞の働きを抑える薬 ］
●オレンシア
皮下注射
点滴
リウマチに関係する数種類の物質を抑える
JAK 阻害薬
●ゼルヤンツ ●オルミエント
●スマイラフ ●リンヴォック
錠剤
ほかにもたくさんの薬があるので根本さんに合うお薬が必ず見つかりますよ

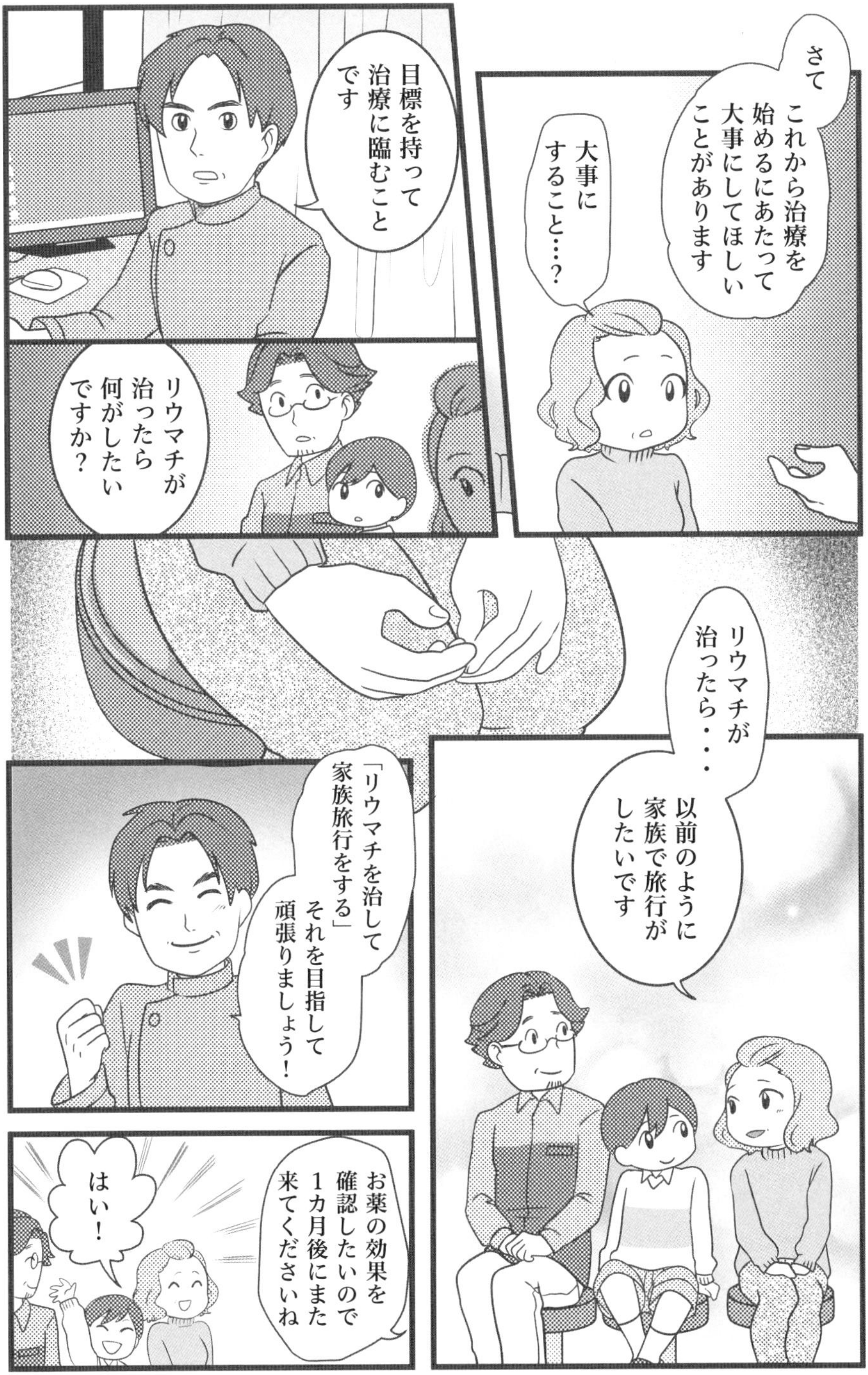

さて
これから治療を始めるにあたって大事にしてほしいことがあります
大事にすること…？
目標を持って治療に臨むことです
リウマチが治ったら何がしたいですか？
リウマチが治ったら・・・
以前のように家族で旅行がしたいです
「リウマチを治して家族旅行をする」それを目指して頑張りましょう！
お薬の効果を確認したいので1カ月後にまた来てくださいね
はい！

知っておけば安心できる「診察の流れ」

この章では、関節リウマチで病院を受診した場合の治療の流れをご説明します。

ただし、実際の診察では、**治療が始まる前に、「本当に関節リウマチなのか否か」を確定する**ことになります。そして、関節リウマチの病状などが診断されたうえで、適切な薬が選ばれ、治療が始まることになります。

こうした診断のために行われるさまざまな検査・診断などの内容について、まずは触れておきましょう。

症状や検査結果をもとに総合的に判断

関節リウマチの診断では、**「この1つの検査で陽性なら関節リウマチと確定できる」というものはありません。**

そう聞くと、不安に思うかたがいらっしゃるようですが、そんな必要はありません。

きちんとした診断をするため、通常は以下のようなことが行われます。

問診・触診

患者さんからの情報は、医師にとっては「病気の状態」を知るための大切な手がかりになります。

ですから通常は、検査の前に医師が患者さんに会って、**自覚症状・生活環境・家族も含めた病歴など、診断のために必要なさまざまな質問をします。**

とはいえ、関節リウマチだからといって、難しいことを聞かれたりはしません。

今や、ほとんどの医療機関では、問診のベースになる「リスト形式の問診票」を用意していて、当院ではホームページで公開しているくらいです。

症状のある関節はもちろんのこと、全身をくまなくチェックする触診は、非常に重要です。

特に、16ページのイラストに出ている関節については、**痛み・腫れ・熱感（熱っぽさ）・変形などの種類やレベルを確認し、関節の可動域（動かせる範囲）もチェック**します。

また、血管の異常がないかもチェックします。

血液検査

関節リウマチの検査で中心的な役割を果たすのが、血液検査です。

血液検査で詳しく調べる内容は、実に多岐にわたります。いずれもかなり専門的な内容なのですが、とりわけ重要なのは以下の2点です。

●免疫の異常（リウマチ反応）

「リウマチ因子（リウマトイド因子／RF）」「抗CCP抗体（抗シトルリン化ペプチド抗体）」「抗核抗体」などの自己抗体の数値が、関節リウマチの「診断確定」や「病気の活動性（疾患活動性）」の判断材料になります。

自己免疫疾患の関節リウマチでは、これらが病気と密接な関係を持っていることは確かです。自己抗体とは、自分の体の中にある細胞や成分を〝異物〟と誤って認識し、それらを攻撃・排除するメカニズムが働くときに作られる物質です。

ですから、**自己免疫疾患の関節リウマチでは、血液中の自己抗体の量が多くなり、陽性反応を示します。**

しかし、陽性とされる数値の人でも、関節リウマチの症状が出ていないケースや、反対に陰性とされる数値の人でも症状が出てしまうケースもあり、さらに厳密に言う

ひと目でわかる 診断の流れ

問診

自覚症状・生活環境・家族も含めた病歴などについて質問

「いつから、どのような痛みがあるか」「関節以外の症状はあるか」「家庭環境／生活環境について」「妊娠の有無・可能性・出産歴について」「薬や食べ物でアレルギー症状を起こしたことがあるか」「血縁者で大きな病気にかかった人はいるか」などを聞かれる。

触診

症状のある関節だけでなく、全身の関節の状態を詳しく確認

全身の関節に触れながら、痛みや腫れ、熱っぽさ、ぶよぶよした感じなどがないかを調べる。また、肩やひじの関節の可動域を確認したり、手の動きや歩行の様子で運動機能をチェックする場合もある。首の甲状腺などに腫れがないか、血管炎の症状がないかなどもみる。

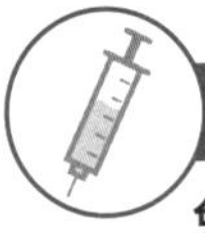

血液検査

免疫の異常を示す自己抗体の量、炎症に関係する値をチェック

「リウマチ因子」の値が高いほど病気の活動性が高いとされるが、これだけではリウマチとは断定できない。「抗CCP抗体」はリウマチの人の70〜80%にあるとされ、ごく早期での発見にも役立つ。「赤沈」「CRP」「MMP3」は、体の中に炎症があると高値になる。

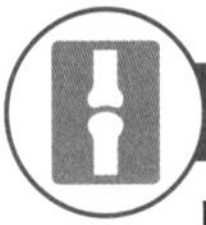

画像検査

レントゲンなどで、関節の変形・骨びらん・炎症の有無をみる

関節の変形や骨びらんが起きていれば、レントゲン検査ではっきりと映し出される。より早期の炎症の段階では、関節超音波（関節エコー）検査が有用。体に無害で痛みもなく行えるこの検査では、滑膜の炎症そのものを観察することができ、その程度もわかる。

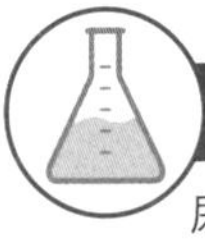

そのほかの検査

尿検査で肝臓の機能が正常かどうかをみたり、関節液の検査で炎症を診断したりする。

と関節リウマチではない自己免疫疾患（膠原病《こうげんびょう》）でも陽性数値が現れるため、専門的な捉え方をするのが重要とされています。言い方を変えると、専門的な捉え方をすれば貴重な情報を得られるということになります。

ちなみに、会社の健康診断や人間ドックなどで受けた血液検査でも、リウマチ因子（リウマトイド因子／RF）の数値項目があり、陽性反応が出た場合には「リウマチの可能性」を指摘されると思います。

その場合も、初期症状（29ページ参照）がなければ、それほど気にする必要はありません。**「リウマチ因子（リウマトイド因子／RF）の数値が高い＝関節リウマチ」ではない**ので、いわば疑陽性のようなものです。

ただ、関節リウマチになりやすい体質とは言えるので、これを契機に関節リウマチという言葉を意識するようにして、「なんらかの初期症状が現れたらすぐに診てもらおう」と考えておけばいいでしょう。

●炎症の状態

「赤沈（赤血球沈降速度／ESR）」「CRP（C反応性たんぱく）」「MMP3（マト

リックスメタロプロテアーゼ3）」などの数値が、関節リウマチの「診断確定」や「病気の活動性（疾患活動性）」の判断材料になります。

ほかにも、白血球・赤血球・ヘモグロビン・血小板などの数値、肝機能・腎機能と関連する物質の数値などもチェックし、診断や治療に活用します。

画像検査

レントゲン（X線）検査も欠かせません。

関節・骨の変化をいち早く見つけることは、関節リウマチの治療では不可欠です。

画像検査は、「関節リウマチであるか否か」の診断のほか、進行具合をみることによるステージ判定、他の病気との判別などにもたいへん有効です。

よく行われるのはレントゲン検査ですが、必要に応じて、エコー（超音波）・MRI（磁気共鳴装置）・CT（コンピュータ断層撮影装置）の検査も行います。

このほか、ときには、関節液や尿を調べることもあります。

診断・分類基準・評価指標も大きく進化して確立された

関節リウマチは、前項でご説明した「問診」「触診」「血液検査」「画像検査」で判明したことをもとに、診断基準に照らして分類・診断が行われ、治療が開始されます。

そして実は、この**「診断基準」にも、すばらしいパラダイムシフトがもたらされているの**です。

2009年までの関節リウマチの診断では、米国リウマチ協会（ACR）が1987年に作った基準が使われていました。

診断基準の項目はわずか7つで、そのうちの4つが該当すれば、関節リウマチとの診断が確定していました。

しかし、これでは**初期の関節リウマチは見落とされがちで、〝関節リウマチという診断が確定するのは病気が進行してから〟という問題がありました。**

その背景には、昔ながらの治療方針があります。

以前は、すぐれた抗リウマチ薬がほとんどありませんでした。おかげで、「まずは鎮痛薬から始め、それで効果が出なければ〝副作用が起こるかもしれない抗リウマチ薬を徐々に加えていく〟という方法（ステップアップ法）が採用されていたのです。

そのため、**どんな薬を使ったとしても、結局は関節が破壊・変形してしまい、最終的には手術を受ける**というのがほとんどのパターンでした。

言い方を変えれば、〝早期に診断する必要もなかった〟のです。

抗リウマチ薬の登場で「寛解」「完治」が可能に

そんな**状況を打破したのが、従来のものと比べて格段に効果が高くなった抗リウマチ薬の登場**です。

抗リウマチ薬については後ほど詳しくお話ししますが、日本では１９９９年に、「メトトレキサート」（商品名：リウマトレックス）という世界的に第一選択薬になっている薬を使えるようになりました。

また、２００３年には、やはり効果が非常にすぐれた生物学的製剤「レミケード」（一般名：インフリキシマブ）が使えるようになり、その後も続々とすばらしい薬を使えるようになって、抗リウマチ薬に大変革が訪れたのです。

そして、こうした薬の登場で、**関節リウマチの治療目標は「痛みを抑えること」から「寛解《かんかい》」「完治」へと大きく変化**しました。

同時に、「関節が破壊・変形される前に使うべき」であり、それによって「関節の破壊・変形を抑えられる」ということも判明したのです。

その結果、診断基準にもパラダイムシフトがもたらされ、早期の関節リウマチも発見できる診断基準が２０１０年に作られ、現在使われているわけです。

完治のために知っておくべき「疾患活動性」

「診断がつき、関節リウマチであることが確定すること」と「実際の治療が始まること」の間で、**患者さんと医師が共有すべきは「治療目標を立てること」**です。

治療目標とは、44ページでもお話ししたように、現在の病気の状態＝〝現在地〟から治療を始めた先にある〝目的地〟を明確にし、前に進んでいくためのものです。

関節リウマチの新しい診断基準

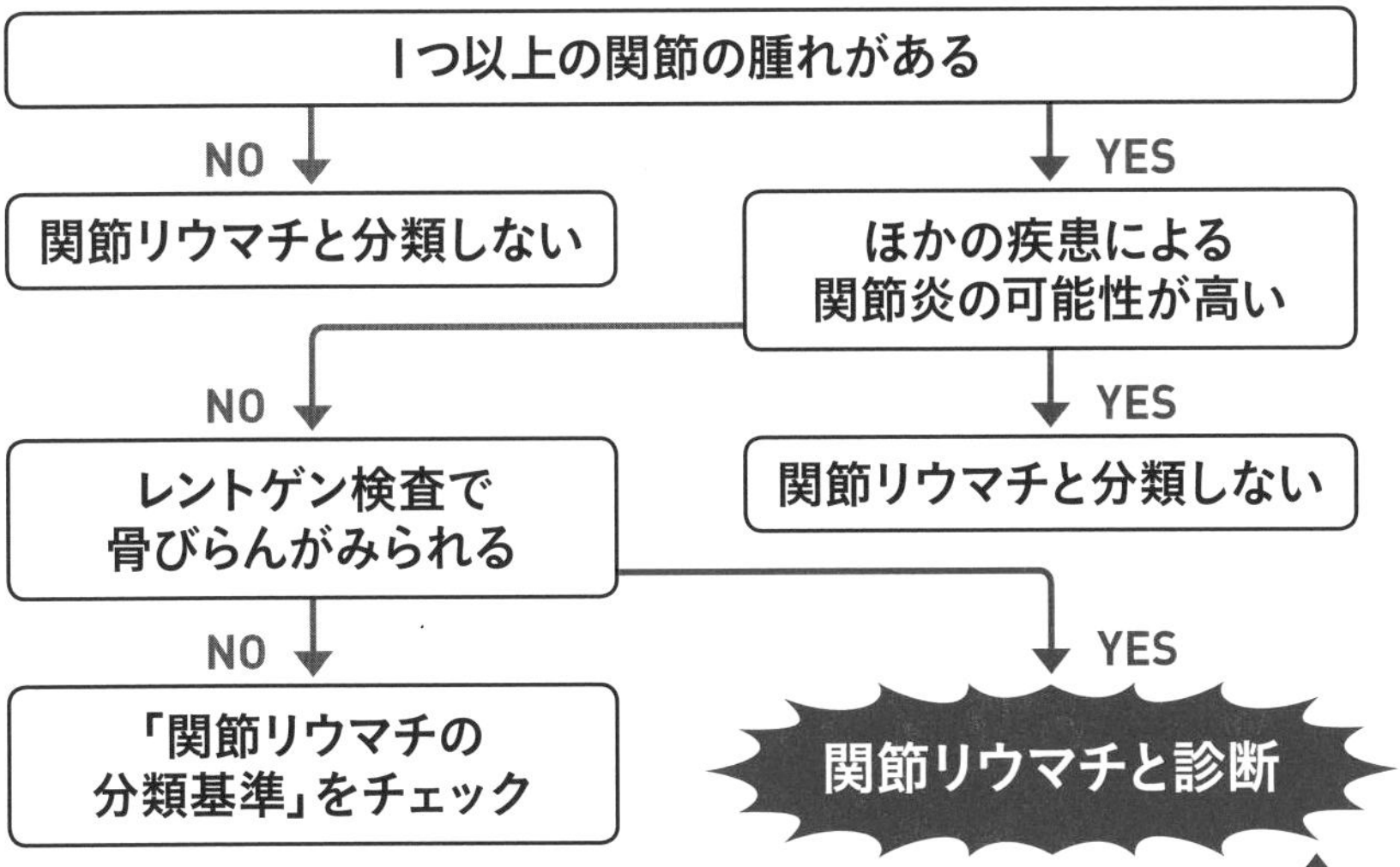

関節リウマチの分類基準

❶腫れや圧痛のある関節の数 ※1

- 中、大関節の1カ所 ……… 0点
- 中、大関節の2〜10カ所 1点
- 小関節の1〜3カ所 ……… 2点
- 小関節の4〜10カ所 …… 3点
- 少なくとも1カ所の小関節を含む11カ所以上 ………… 5点

❷血液検査（自己抗体の数値） ※2

- リウマトイド因子、抗CCP抗体の両方が陰性 ………………… 0点
- リウマトイド因子、抗CCP抗体のいずれかが低値陽性 …… 2点
- リウマトイド因子、抗CCP抗体のいずれかが高値陽性 …… 3点

❸血液検査（炎症の状態）

- CRP、ESRの両方が正常 … 0点
- CRP、ESRのいずれかが異常高値 …… 1点

❹症状が持続している期間

- 6週間未満 ………………… 0点
- 6週間以上 ………………… 1点

※1
中、大関節…肩、ひじ、ひざ、股、足首の骨びらん
小関節…手足の指関節、手首の骨びらん
（手の人差し指〜小指の第1関節、足親指の第1関節は除外する）

※2
低値陽性…基準値上限の3倍以内
高値陽性…基準値上限の3倍超

❶〜❹の点数の合計が6点以上

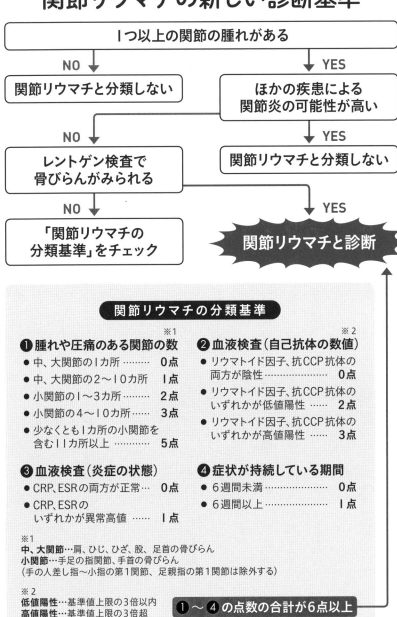

基本的に、**最初に目指す目標は、寛解**です。

寛解とは、関節リウマチを薬でコントロールでき、痛み・腫れなどの症状がほぼ治まっていて、「なんとなく暮らせる」という状態です。

この寛解には、厳密に言うと、「臨床的寛解」「構造的寛解」「機能的寛解」の3つがあります。

●臨床的寛解

関節の痛みや腫れがなく、炎症がない状態。痛い関節の数と、客観的な活動指標をもとにした寛解。通常、毎回の診療、定期検診ごとに確認。

●構造的寛解

新たな骨の破壊がなく、関節破壊の進行が抑えられている状態。両手・両足の関節の画像検査の結果、関節の破壊（骨びらん・関節裂隙《れつげき》の狭小化＝関節の隙間が狭くなってしまうこと）が進行していないと確認できる寛解。通常、1年ごとに確認。

●機能的寛解

日常生活を送るための体の機能が改善している状態。チェック形式のＨＡＱというテストで、日常生活動作を制限なく行えていると確認できる寛解。通常、毎回の診療、定期検診ごとに確認。

これらのなかでも、まずは臨床的寛解を目指すのが重要とされているのですが、ここでもパラダイムシフトがもたらされています。

「現在の関節の状態」も、「目指す関節の状態」も、主観的であやふやなものではいけません。「今の薬はなんとなく効いているかな」「まぁ、よさそうですね」などという**〝アバウトな見立て〟も、本当はすべきものではない**のです。

客観的ではっきりした指標で評価してこそ、早期の無駄のない治療を実現でき、治療が始まってからも薬の効果を判断でき、将来の関節破壊や変形を防ぐことに直結しているのです。

そこで、体の中の28の関節を細かくチェックして数値化した、**世界共通の「疾患活動性」という指標をもとに、治療目標を設定**するようになっています。

その疾患活動性の指標としては、「DAS28」「SDAI」「CDAI」という3種類がありますが、複雑な数値の算出は医師が行うので、心配は無用です。

患者さんが知っておくべきことは、その**数値によって「寛解（臨床的寛解）」「低疾**

患活動性」「中疾患活動性」「高疾患活動性」の分類が決まるということ。

さらに、**現在の自分が「低」「中」「高」のいずれの疾患活動性であり、いつ頃までにどの疾患活動性を目指すのかということを、医師と共有しておくべき**なのです。

そうすれば、病気の抑制具合や進行具合、抗リウマチ薬の効き具合などを客観的な数字として確認でき、治療戦略をアレンジすることも、よくなっていることを確信することも、きちんとした裏づけとともに行えるようになります。

そして、**「DAS28」なら2・6未満、「SDAI」なら3・3以下、「CDAI」なら2・8以下の数値になったら、「完全に寛解の状態に到達した」となる**わけです。

もちろん、その後、薬がなくても寛解を維持できる「完治」を目指し、成し遂げるうえでも、減薬の影響などを判断するために疾患活動性が活用されます。

［関節リウマチの活動性の評価］

	高疾患活動性	中疾患活動性	低疾患活動性	寛解
DAS28		5.1以下	3.2以下	2.6未満
SDAI		26以下	11以下	3.3以下
CDAI		22以下	10以下	2.8以下

早期治療で寛解すれば、薬もやめられる!

ちなみに、3つの寛解の関係性についても、簡単にご説明しておきます。

3つの寛解の位置づけとしては、「臨床的寛解」の先に「構造的寛解」があり、さらにその先に「機能的寛解」があると考えてください。

発症早期のかたなら、治療が始まればまずは病気を抑え、「臨床的寛解」の状態に入り、その状態を継続する——。

そうすれば、関節が壊れず、変形もしないので、「構造的寛解」も「機能的寛解」ももたらされます。

これら3つの寛解がもたらされれば、その先は、薬を減らしても寛解を維持できる状態を目指します。**最終的には、薬がなくても寛解を維持でき、疾患活動性の指標も一定の数値以下の完治を目指す**ということです。

そして、**治療をスタートしてから臨床的寛解に到達するまでの時間が、短ければ短いほど、最終的な完治の割合が高まる**とわかっているのです。

なお、産業医科大学の田中良哉教授が中心となって２００９年に行われた『ＲＲＲ試験』では、メトトレキサートと生物学的製剤（レミケード）の投薬治療によって寛解を半年間維持した患者さんを対象に、レミケードの使用を中止したところ、５割がメトトレキサートの服用のみで寛解を維持できたという結果が出ています。

また、これまでのいくつかの臨床試験の結果から、長期間寛解を維持したのちに治療をすべて中止しても、20〜40％のかたはそのまま寛解を維持できる、すなわち完治といえる状態が得られることがわかりました。

今ある薬でこの状態を得るためには、できるだけ早期に治療を始めて、さらに速やかに寛解を達成することが大切です。

一見すると、20〜40％という数字に戸惑うかもしれませんが、どんな病気であっても、特に自己免疫疾患で20〜40％の人が薬を完全に止められ、なんともなく生活できているのはすごいことです。

抗リウマチ薬は劇的に進化！1カ月以内に効果が現れる薬も

それでは、関節リウマチの治療に使われる薬を詳しくみていきましょう。

抗リウマチ薬は、ここ10年で劇的に進化しました。

抗リウマチ薬の世界でのパラダイムシフトのきっかけとして、**第一選択薬の「メトトレキサート」（商品名：リウマトレックス）、生物学的製剤の「レミケード」（一般名：インフリキシマブ）**があったことは、すでに61ページでお話ししました。

実はその後も、効能にすぐれた抗リウマチ薬の新薬が続々と登場し、豊富な組み合わせで関節リウマチを抑えられるようになっています。

しかも、**短期間のうちに効果が現れるという、非常に大きなメリット**があります。

臨床試験などの結果から、すべての抗リウマチ薬に当てはめた平均でいえば、「効能が現れるまでに1～3カ月かかる」とされていますが、早いものでは1カ月以内に効果が現れるのです。

抗リウマチ薬の標準薬「メトトレキサート」

現在の関節リウマチ治療で主に使われる薬は、大別すると71ページの表にあるようなタイプに分けられます。

専門的には、例えば抗リウマチ薬（ＤＭＡＲＤｓ）のなかに、さらにいくつかのタイプがあるのですが、難しすぎる内容で混乱させるよりは、シンプルな形で誰にでもご理解いただくほうがいいと考え、本書ではこうした分類をすることにしました。

現在の関節リウマチ治療の第一選択薬は、この抗リウマチ薬で、国際的な標準薬として使われているものに「メトトレキサート」（商品名：リウマトレックス）があります。

メトトレキサートは、欧米では関節リウマチの患者さんの70％以上が服用している、錠剤の薬です。

関節リウマチの１００倍量で服用すると「抗ガン剤」の作用を持つ薬ですが、その１００分の１の量で飲むと、リウマチの異常免疫を抑える効果が劇的にあります。

メトトレキサートの主な働きは、さまざまな細胞が分裂・増殖する際に必要な「葉《よう》

関節リウマチの治療で主に使われる薬

<table>
<tr><td rowspan="4">抗リウマチ薬
（DMARDs）</td><td colspan="6">関節リウマチの原因である「免疫の異常」に作用して、病気の進行を抑える働きがある。現在のリウマチ治療の第一選択薬は、この抗リウマチ薬。リウマチと診断されたら、早期から使用することが推奨され、生物学的製剤やJAK阻害薬が併用されたり、痛みが治まるまでは消炎鎮痛薬と併用されることもよくある。</td></tr>
<tr><td colspan="6">第一選択薬 リウマトレックス</td></tr>
<tr><td colspan="2">一般名
メトトレキサート</td><td colspan="2">標的
抗原提示細胞～T細胞</td><td colspan="2">投与ルート
経口</td></tr>
<tr><td colspan="3">1カ月の薬代の目安
（保険3割負担の場合）
2,000円程度</td><td colspan="3">禁忌
妊娠中、授乳中</td></tr>
<tr><td>生物学的製剤</td><td colspan="6">炎症を引き起こす物質（炎症性サイトカイン）であるIL-6やTNF αの働きを妨げ、関節破壊の進行を抑制する。
※詳細は79ページの表を参照</td></tr>
<tr><td>JAK阻害薬</td><td colspan="6">抗リウマチ薬や生物学的製剤が「細胞の外」で働くのに対して、JAK阻害薬は「細胞の中」で働き、炎症を引き起こす物質（炎症性サイトカイン）の発生を抑制する。
※詳細は79ページの表を参照</td></tr>
<tr><td>消炎鎮痛薬
（NSAIDs）</td><td colspan="6">非ステロイド性の消炎鎮痛薬は、関節の腫れ・痛みを和らげる働きがある。速効性があるが、関節リウマチの炎症に対する根本治療にはならない。関節の腫れ・痛みが長期間続いている場合は、消炎鎮痛薬を継続的に服用することもあるが、その場合は副作用（胃潰瘍や十二指腸潰瘍など）に注意する必要がある。</td></tr>
<tr><td>ステロイド薬</td><td colspan="6">炎症を抑えて痛み・腫れを取る作用は強力なので、抗リウマチ薬・生物学的製剤・JAK阻害薬による根本治療の効果が現れるまでの3カ月以内なら服用することがある。服用すると必ず副作用が現れるため、現在は極力使わない。</td></tr>
<tr><td>その他の薬剤</td><td colspan="6">関節に注射する高分子ヒアルロン酸製剤などで、関節を構成する成分を補充することがある。</td></tr>
</table>

酸《さん》」という物質の働きを抑えることです。

その結果として、**関節で異常に活発化している滑膜《かつまく》の細胞（滑膜線維芽細胞）や、代表的な免疫細胞であるT細胞の増殖・活動をコントロール**でき、炎症性サイトカインである**IL-6（インターロイキン-6）という物質の発生も抑制する**とされています。

ですから、**関節の炎症などの症状を緩和したり、骨・軟骨の破壊を防いだりする**のです。

昔からあった薬は、いわゆる〝あまり効かない薬〟ばかりで、たとえ一時的に効いても、すぐに二次無効（耐性）ができていました。

しかし、特にメトトレキサートは、使い続けても二次無効がほとんどなく、**効能を維持することができ、非常に安価**でもあります。こうした理由から、最も重要で関節リウマチ治療の中心に位置する薬で、「アンカードラッグ」と呼ばれています。

実は、他にも抗リウマチ薬はあるのですが、それらは効き目が現れるまでに2～3カ月かかるのに対し、**メトトレキサートは早ければ1カ月以内、遅くとも2カ月程度で効果がみられるのも特徴**です。

ただし、初診の患者さんで、その期間の痛みも耐えがたい場合などには、メトトレキサートの効果が現れるまで消炎鎮痛薬が併用されることもよくあります。

さらに、**生物学的製剤やJAK阻害薬とメトトレキサートを併用すると、治療効果が上がる**ことも判明しています。1+1=2ではなく、3や4の効果が出るわけです。

有効性・安全性・価格のバランスでみると、メトトレキサートほどの薬はないと思います。

服用するのは、1週間のうちに1日、1回だけです。

通常は、1回に3錠（6㎎）か4錠（8㎎）から飲み始めます。

もし、それで効果が不十分な場合、理論上は最大8錠（16㎎）まで増量できますが、日本人の体型からすると、現実的な最大容量の6錠（12㎎）まで増やしていきます。

副作用は？　飲まないほうがいい人もいる？

このように、メトトレキサートは関節リウマチ治療の第一選択薬なのですが、副作用がないわけではありません。

飲み続けるうちに葉酸の働きを抑えるため、口内炎や肝機能障害などが現れる可能性があります。メトトレキサートの量が多くなったときの**副作用を防ぐため、通常は葉酸の錠剤とセットで使われる**ことが多くなっています。

メトトレキサートに対するアレルギー性の副作用では、リンパ増殖性疾患（骨髄障害）や間質《かんしつ》性肺炎などの可能性があるため、医師とのコミュニケーションを密にとって防ぐようにします。

そして、妊娠を希望する女性は、いわゆる**妊活の3カ月前には服用を止めなければいけません。**胎児と母親の健康に必須の葉酸を抑える薬だからです。**出産後も、授乳中は使用できません。**

この点は、患者さんご自身はもちろんのこと、ご家族全員の将来に関わることなので、パートナーのかたとよく相談しておくのがいいでしょう。

そして、医師も含めた全員で関節リウマチの治療方針に納得できるのが、ベストの選択です。

1＋1＝3や4の効果を生み出す生物学的製剤やJAK阻害薬

生物学的製剤というタイプの薬は、**炎症を引き起こす物質（炎症性サイトカイン）であるIL－6やTNFαの働きをピンポイントで妨げ、関節破壊の進行を抑制**します。

また、別のタイプの生物学的製剤として、免疫システムのなかで炎症性サイトカインの発生よりも前の段階で、代表的な免疫細胞であるT細胞の活動をコントロールすることによって、IL－6・TNFαの過剰な発生を抑えるものもあります。

JAK阻害薬というタイプの薬も、その効能は生物学的製剤に匹敵し、**炎症性サイトカインのIL－6の働きを妨げ、関節破壊の進行を抑制**します。

いずれにしても、メトトレキサートよりもターゲットを絞り、高い効果を上げる薬です（詳細は79ページの表を参照）。

薬の併用で4～5割の人が治った状態に！

生物学的製剤については、**メトトレキサートだけではコントロールできなかった関節リウマチの症状の改善や、骨びらんで壊れた関節を修復する可能性**が出てくるなど、これまでの常識を覆すような効果も報告されています。

すべてのリウマチ治療薬の平均では、効能が現れるまでに1～3カ月を要するといわれますが、生物学的製剤では1カ月以内に効く例も珍しくありません。

そのため、治療当初からメトトレキサートと組み合わせて使われることも多く、なかでも**疾患活動性が高い人・日常生活もままならない人などには、併用されることが一般的**になっています。

そして、発症から最初の6カ月以内で急速に関節が壊される期間（18ページ参照）に、関節リウマチを抑え込むのです。

特に、メトトレキサートとの併用で〝上乗せ効果〟が大きくなるのは、TNFαというう炎症性サイトカインの働きを抑えるタイプの薬と、T細胞の活動を抑えるタイプの薬です。

もちろん、メトトレキサートとともに、IL－6を抑えるタイプの生物学的製剤を使っても、単独で使う場合と比べて1・5倍ほどの〝上乗せ効果〟があります。

しかし、**メトトレキサートと、TNFαを抑える生物学的製剤の組み合わせでは、1＋1＝2ではなく、3や4の効果**が現れます。

なぜなら、メトトレキサートにはすでに炎症性サイトカインのIL－6を抑制する効果があるので、別の作用機序《さようきじょ》で働くタイプの薬を使うと、一網打尽に関節リウマチを抑え込む形になるからです。

産業医科大学、埼玉医科大学、東京女子医科大学の三大学共同で2007年に行われた臨床試験では、**早期発見・早期治療を始めた人なら、メトトレキサートと生物学的製剤の併用で、およそ8割の人がきわめて効率的に寛解、または低疾患活動性の状態になり、関節リウマチの状態が非常によくなる**と判明しています。

その内訳は、寛解と低疾患活動性がおよそ半々ですから、**4～5割のかたは抗リウマチ薬で関節リウマチが治った状態になる**ことを意味しています。

自分に合う薬を正しく選ぶための注意点

生物学的製剤の投与にかかる期間や頻度（ペース）は、「週に2回」のものから「2カ月に1回」のものまで、それぞれの薬によって異なります。

そもそも、生物学的製剤は化学合成の薬ではなく、その成分が生物由来のたんぱく質なので、肝臓や腎臓への副作用は比較的少ないとされています。**投与のルートも、皮下注射や点滴など、薬によって異なります。**

ただし、免疫の働きを抑える薬ですから、結核・肺炎などの感染症には注意が必要です。体質に合わないときには、かゆみなどのアレルギー反応やショック症状が起こることもあります。

こうした内容に加えて、前項でお話しした作用機序のタイプや経済的負担、禁忌などももちろん考慮しつつ、医師と相談しながら「自分に合った生物学的製剤」を選ぶようにしましょう。

これは、次にご説明するJAK阻害薬という薬にも共通して言えることですが、**豊富な種類の薬があり、組み合わせもさまざまにあるのですから、納得できてご自分に合う治療法がきっと見つかる**と思います。

生物学的製剤とJAK阻害薬

	一般名	抑える対象（標的）	投与方法	1カ月の薬代の目安（保険3割負担の場合）
生物学的製剤				
レミケード	インフリキシマブ	炎症性サイトカイン(TNFα)	点滴	2万円程度
エンブレル	エタネルセプト	炎症性サイトカイン(TNFα)	注射	3万円程度
ヒュミラ	アダリムマブ	炎症性サイトカイン(TNFα)	注射	4万円程度
シンポニー	ゴリムマブ	炎症性サイトカイン(TNFα)	注射	3万5千円程度
シムジア	セルトリズマブペゴル	炎症性サイトカイン(TNFα)	注射	3万5千円程度
アクテムラ	トシリズマブ	炎症性サイトカイン(IL-6)	点滴／注射	2〜3万円程度
ケブザラ	サリルマブ	炎症性サイトカイン(IL-6)	注射	3万円程度
オレンシア	アバタセプト	抗原提示細胞〜T細胞の活動	点滴／注射	3万5千円程度
JAK阻害薬				
ゼルヤンツ	トファシチニブ	細胞内のシグナル伝達活動	経口	4万5千円程度
オルミエント	バリシチニブ	細胞内のシグナル伝達活動	経口	4万5千円程度
スマイラフ	ペフィシチニブ	細胞内のシグナル伝達活動	経口	4万5千円程度
リンヴォック	ウパダシチニブ	細胞内のシグナル伝達活動	経口	4万5千円程度

2020年9月現在

どの薬剤も、メトトレキサートを併用するほうが、単独で用いるよりも有効性が高い。メトトレキサートを減らしたい、止めたいという人には、単独でも効きやすいアクテムラ、ケブザラ、JAK阻害薬の使用がおすすめ。妊娠中のかたは、エンブレル、シムジアが使える。

細胞の中で作用を発揮するＪＡＫ阻害薬

ＪＡＫ阻害薬というタイプの薬も、その効能は生物学的製剤に匹敵します。大きく異なるのは、関節リウマチに作用するメカニズムです。

メトトレキサートや生物学的製剤は、「免疫細胞の外」で働きます。分子量が大きいため、細胞の表面にくっついたり、細胞外での炎症性サイトカイン発生のシグナル伝達活動を妨げたりして、ＩＬ－６やＴＮＦαを抑えるというメカニズムです。

一方、この**ＪＡＫ阻害薬は、「免疫細胞の中」で働きます。**分子量が小さいため、細胞の中に入り込み、炎症性サイトカインのＩＬ－６の発生につながるシグナル伝達活動を阻害するのです。

また、**分子量が大きい生物学的製剤は、皮下注射や点滴で投与**しなければなりません。しかし、**ＪＡＫ阻害薬は分子量が小さいので、薬の形態は錠剤**にすることができ、患者さんは経口服用で使用することができます。

その一方、低分子化合物であるJAK阻害薬では、用量の安全域が比較的狭くなるという違いもあります。

消炎鎮痛薬やステロイド薬は根本治療ではない

また、関節リウマチの治療においては、非ステロイド性の消炎鎮痛薬が使われることが少なくありません。

非ステロイド性の抗炎症薬（消炎鎮痛薬）は、関節の腫れ・痛みを和らげる働きがあります。いわゆる〝痛み止め〟です。その効果には速効性があり、副作用はあるものの、必ず起きるものでもないので、注意しながら飲み続けてもいいものです。

しかし、注意しなければいけないのは、**関節リウマチの炎症に対する根本治療にはならない**ということです。

もちろん、初診時に関節の腫れ・痛みを患者さんが訴えている際、根本治療としての抗リウマチ薬の効果が現れるまでに使うことはあります。

あるいは、根本治療がうまく進んでいても、まだ残っている痛みを抑えて「生活の質」を高めるために飲む場合もあります。

なぜなら、メトトレキサート・生物学的製剤・ＪＡＫ阻害薬などによる寛解や完治を目指した治療をスムーズに進ませるために、痛みや腫れを軽減することは大切で、患者さんに無理やり我慢してもらうのはあまりにもデメリットが大きいからです。
とはいえリスクも高いので、痛みがなくなってきたら、最初に止める薬であると考えておきましょう。

ステロイド薬は、炎症を抑えて痛み・腫れを取る作用が強力なので、やはりメトトレキサート・生物学的製剤・ＪＡＫ阻害薬による根本治療の効果が現れるまでの３カ月以内なら、服用することがあります。

ただし、**服用すると必ず、副作用が現れます。**糖尿病・全身性の浮腫《ふしゅ》（むくみ）・肺炎等の感染症・骨粗鬆症《こつそしょうしょう》・胃潰瘍・精神的症状などの副作用が起きやすいため、現在は極力使わないようになっています。やむを得ない場合を除き、**関節リウマチ治療でのステロイドは減量～中止していかなければならない**と覚えておきましょう。

また、これも根本治療にはなりませんが、関節の動きをスムーズにさせたり痛みを緩和させたりする狙いで、関節内にヒアルロン酸を注射する補助療法もあります。

薬物療法の開始や継続には家族の協力が不可欠

74ページで、妊娠希望の女性はメトトレキサートの服用をやめなければならないこと、そのことをパートナーやご家族とよく相談することの重要性をお話ししました。しかし、その内容は、本章でお話ししたすべての薬を使った治療に共通することでもあります。

当院では、治療が始まる前に、患者さんのご家族にも来ていただいて、私を含めて治療戦略の意見交換と確認をしています。

私のクリニックには、若い世代の女性患者さんが多く、ひと月に約2000人のかたが来院されるのですが、結婚されている場合にはほとんどの旦那さんが一度は付き添われて、お話を一緒にさせていただいています。患者さんのお子さんや親御さんもいらっしゃることも少なくありません。

これは、非常にいいことだと考えています。

患者さんが私から聞いた説明を家で家族に説明しようとしても、関節リウマチという自己免疫疾患には〝難しい内容〟があり、うまく伝わらないことがよくあります。そのおかげで、家庭内にケンカが起こり、患者さんが疲れ切ってしまったという話を、以前はよく耳にしていました。

そんな事態を避けられるのです。


もちろん、つい先ほどお話ししたように、**治療戦略の意見交換と確認を全員で一度にできることもメリット**です。

また、それができれば、**家の中での家事の負担などを、家族で分担するなどして、患者さんの状態がよくなる生活環境を作りやすくもなる**のです。

3カ月で寛解に到達し、仕事を辞めずにすんだ23歳の女性

薬物療法と家族の協力が、最高の結果を生んだ好例をご紹介しましょう。

それは、保育士として働く23歳の女性です。

彼女は、他の3カ所の病院・整形外科で診てもらっても関節リウマチがよくなら

ず、私のクリニックに来院されました。

詳しく行った検査の結果は、骨びらんができ始めた状態で、ステージⅡの半ば以降の段階。症状は両手の指・手首・肩に現れていて、パンパンになった腫れや痛み、こわばりにとても困っていらっしゃいました。

そのため、電車に一人で乗るのも怖かったそうです。つり革を思うように握れず、ハンドバッグを持つこともできず……。

ですから、来院時にはお母様が付き添っていらっしゃいました。

そのお母様の話では、彼女は「このままでは仕事を辞めなければいけない」と、毎日涙を見せていたそうです。

そこで当初から、メトトレキサートとヒュミラという、彼女に最適な薬の組み合わせで、速やかに治療を強化しました。

また、**できる範囲の日常生活動作は行うように**してもらいました。

彼女の場合は、保育士として働いているため、ピアノを弾いたり、折り紙をしたり、軽い体操のようなものをしたり、次のPART3でご紹介する「ゆるストレッチ」の動きと同じじゃんけんをしたりして、**日常生活動作が最高のリハビリ**にもなっていました。

さらに、お母様を中心に治療の円滑な進行を助けてもらうよう、ご家族での協力の意識も高めていただきました。

すると、通院で確認させていただくたび、本当にスムーズに症状が軽減されていきました。

「薬が効く↓該当部位の腫れと痛みが引く↓関節を自由に動かせるようになる」という順でよくなっていき、3カ月以内には寛解を迎えられたのです。

ですから当然、彼女は仕事を辞めずにすみました。

「これで、子どもたちを存分に抱っこできます」と話してくれた彼女の笑顔は、今でも私の脳裏に焼きついています。

PART 3

1日3分！リウマチ撃退「ゆるストレッチ」

関節や筋肉の機能低下を防ぎ、炎症・痛み・腫れ・こわばりを緩和。
症状が現れやすい部位別に、11種類の「ゆるストレッチ」を初公開！

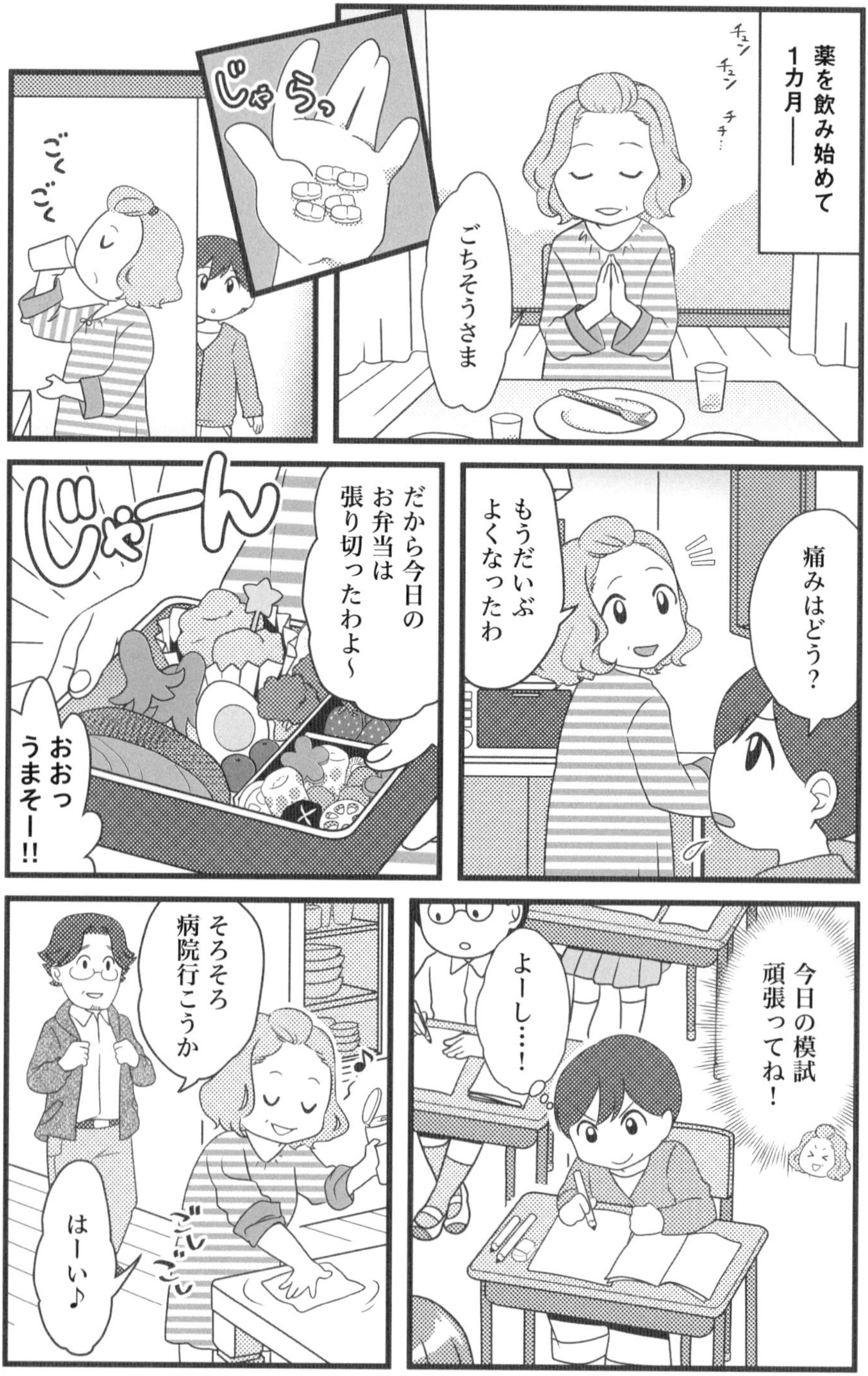
薬を飲み始めて
1カ月――
チュン
チュン
チチ…
ごちそうさま
じゃらっ
ごくごく
痛みはどう？
もうだいぶよくなったわ
だから今日のお弁当は張り切ったわよ～
じゃーん
おおっうまそー!!
今日の模試頑張ってね！
よーし…！
そろそろ病院行こうか
ごしごし
はーい♪

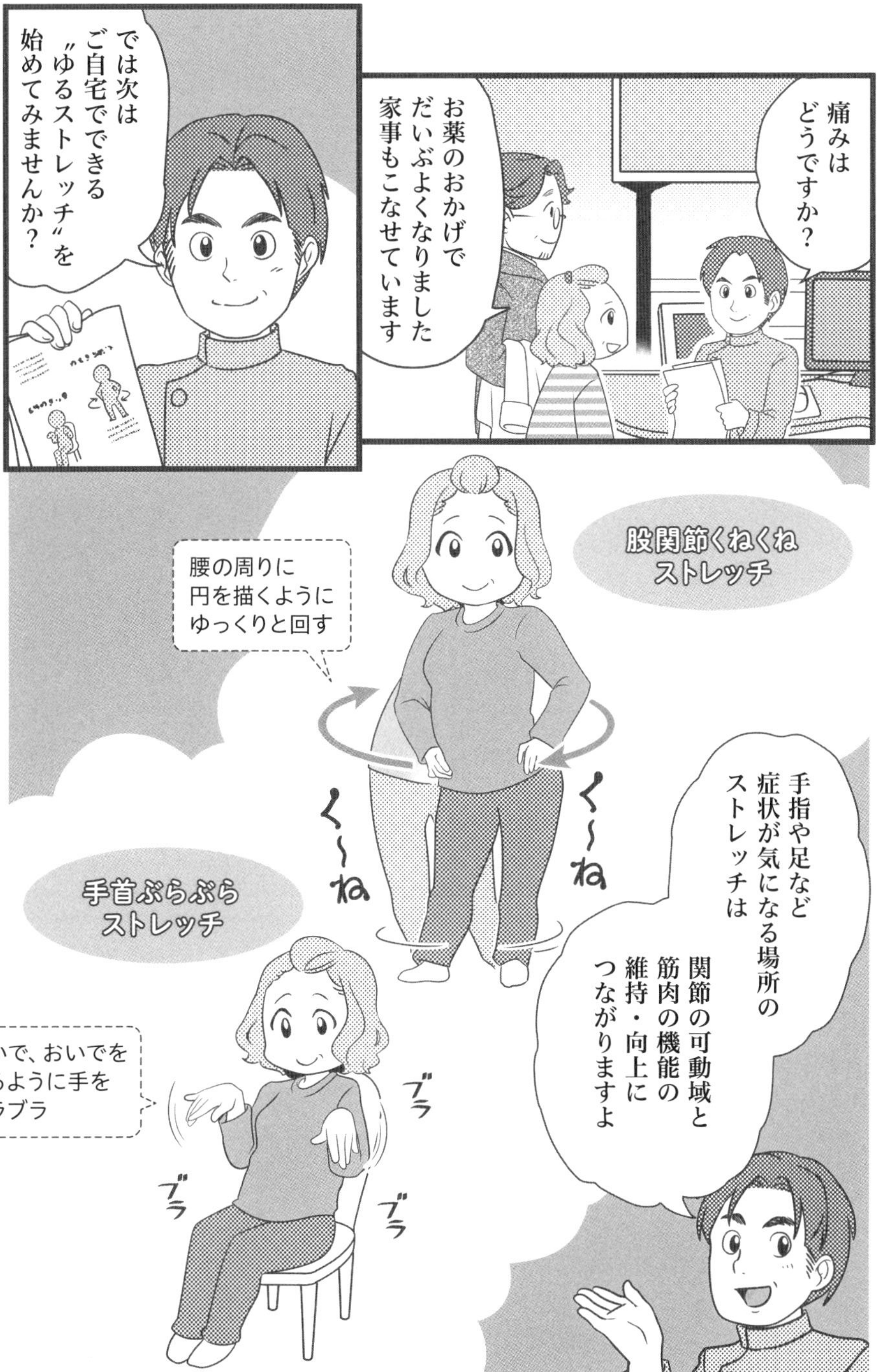
痛みはどうですか？
お薬のおかげでだいぶよくなりました家事もこなせています
では次はご自宅でできる〝ゆるストレッチ〟を始めてみませんか？
股関節くねくねストレッチ
腰の周りに円を描くようにゆっくりと回す
く～ね
く～ね
手指や足など症状が気になる場所のストレッチは
関節の可動域と筋肉の機能の維持・向上につながりますよ
手首ぶらぶらストレッチ
おいで、おいでをするように手をブラブラ
ブラ
ブラ
ブラ

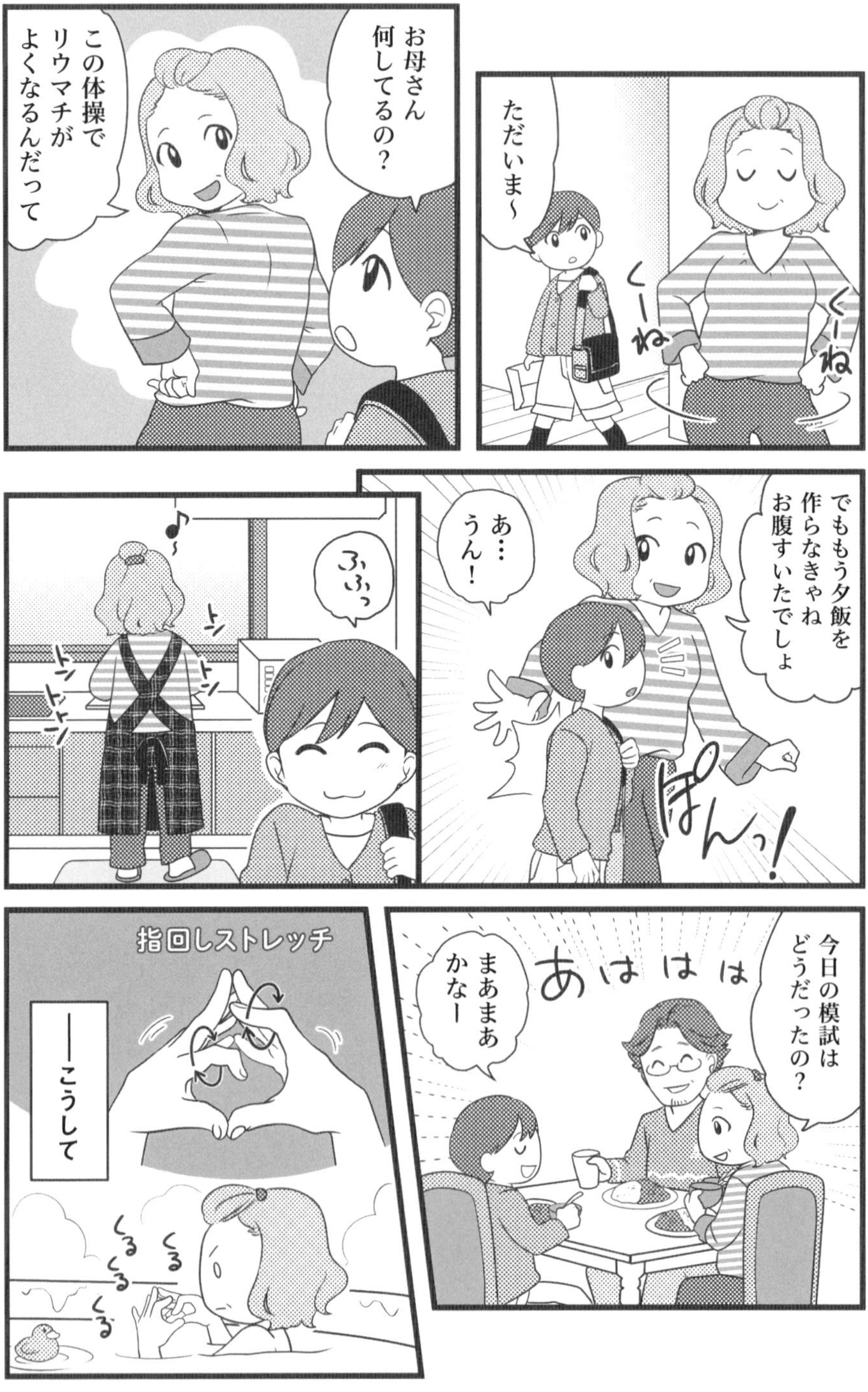

ただいま～
くーね
くーね
お母さん何してるの？
この体操でリウマチがよくなるんだって
でももう夕飯を作らなきゃね お腹すいたでしょ
あ…うん！
ぱんっ！
ふふっ
♪～
トン トン トン トン トン
今日の模試はどうだったの？
まあまあかなー
あははは
指回しストレッチ
——こうして
くる くる くる くる

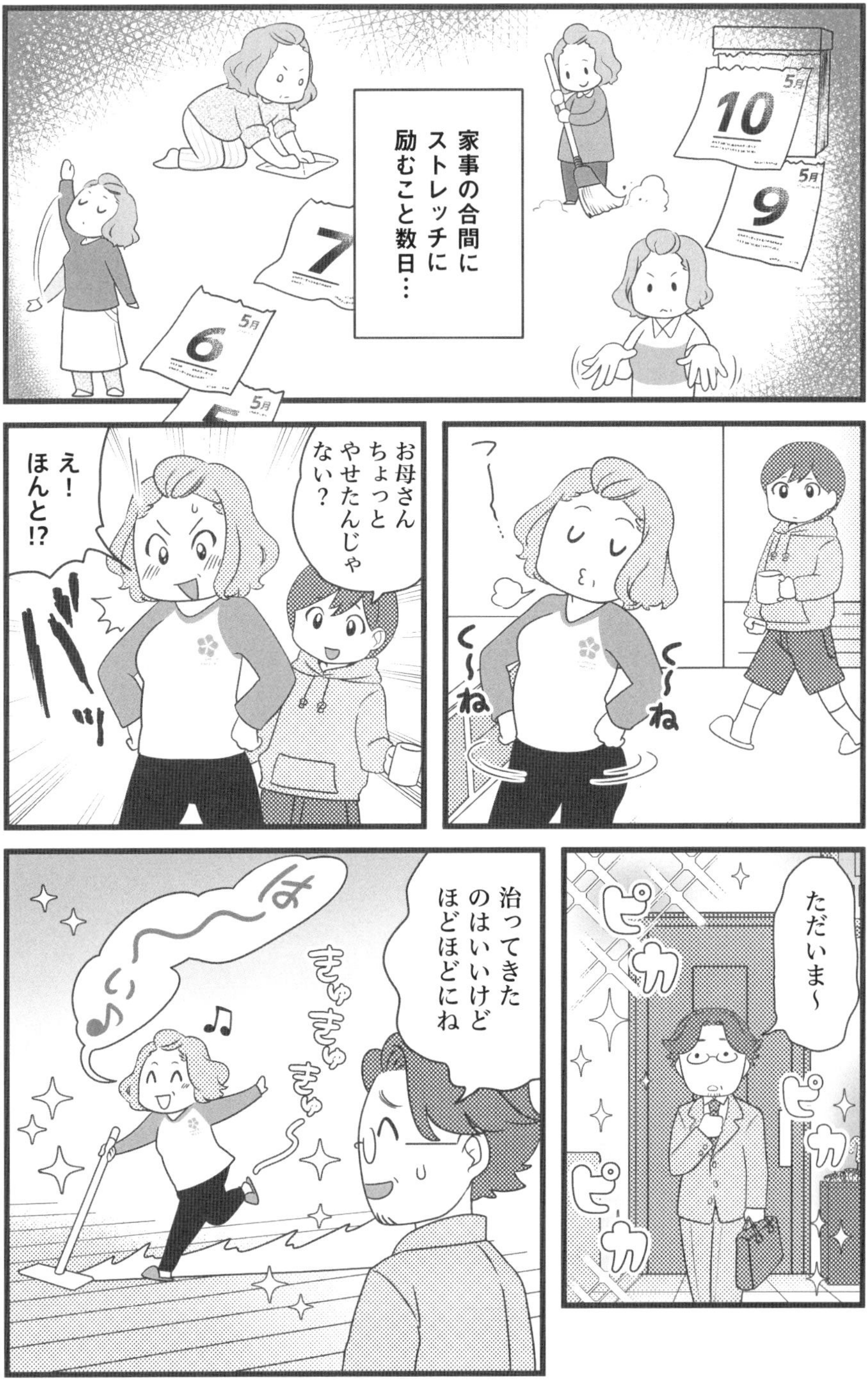
家事の合間にストレッチに励むこと数日…
フ〜…
く〜ね
く〜ね
お母さんちょっとやせたんじゃない？
え！ほんと!?
ババッ
ただいま〜
ピカ
ピカ
ピカ
治ってきたのはいいけどほどほどにね
は〜〜い♪
きゅきゅきゅ〜

簡単手軽なストレッチで関節・筋肉の機能低下を予防

関節リウマチになると、痛み・腫れ・こわばりなどの影響で、関節を動かしづらくなります。

しかし、まったく動かさずにいれば、関節を動かせる範囲（可動域）はますます狭まり、関節を動かすための筋肉は機能低下や萎縮を起こしてしまいます。

そうならないためには、**リウマチを発症した初期の段階から、無理のない範囲で関節を動かすことが大切**です。

ただし、ここでどうしても、ひとつの問題が出てきます。

手の指に症状が現れたかたの場合を、例に挙げましょう。

まず、発症したばかりの早期のかたにとっては、**家事・仕事・趣味などで指をさまざまに動かすことが、「最適な運動療法」**になります。しかし、ある程度進行したかたにとっては、そうした動きをうまくできないケースも少なくありません。

また、普段からほとんど動かさない関節に症状が現れた場合は、日常生活動作をするだけでは、十分な対策を取れないことになってしまいます。

関節リウマチは、人によって症状の現れる部位が異なる疾患です。

ですから、手の指に症状がある場合は、家事などでの指の動きが運動療法になるのですが、**日常生活であまり動かさない関節に症状が出た場合、無意識のうちに運動療法をすることは非常に難しい**のです。

さらに言うと、利便性が向上した現代生活では、〝関節を動かさない危機〟が迫っています。

ですからやはり、日常生活動作だけにとどまらず、普段からなるべく関節を動かす意識を持つことが重要になるわけです。

そもそも人間の体、特に運動器と呼ばれる**「関節」「骨」「筋肉」などは、運動している（動かしている）ことで正常な機能や新陳代謝を維持し続けている**ことも、忘れてはいけない事実です。

こうしたさまざまな事情を考慮したうえで、私が皆さんにお勧めしたいのが、本章でご紹介する「ゆるストレッチ」なのです。

安全で続けやすく、効果も現れやすい

関節は、骨と骨との〝接続部分〟です。骨にくっついた筋肉が収縮・弛緩《しかん》を繰り返し、骨と骨から構成された関節がきちんと動くことによって、私たちは滑らかな動きを行うことができます。

これは、関節のサイズを問わず共通するメカニズムです。

ですから、リウマチで症状が現れた関節についても、スムーズな動きを実現するためには、**「関節の可動域」と「筋肉の機能」を維持・向上させることが大きなカギ**になります。

こうした内容を患者さんにお話しすると、「では、リウマチ体操をすればいいんですよね？」という答えがよく返ってきます。

確かに、従来からよく知られている「リウマチ体操」にも、関節の可動域・筋肉の機能について、好影響を与えるメリットはあります。

すでに医師から関節リウマチの診断を受けているかたならば、リウマチ体操のことはご存じでしょう。医療関係機関から渡される冊子、一般販売されているリウマチ関連の本などに必ずといっていいほど掲載され、インターネットで具体的なリウマチ対

策を検索してもすぐに目にする体操です。

日本では何十年もの間、つまり〝リウマチは治らない病〟とまで言われた時代から、このリウマチ体操が推奨されてきました。

しかし、このように**〝昔からあるリウマチ体操〟を行うと、関節にかかる負荷が少し大きく設定されているため、「人によっては炎症が悪化する」**というケースがあります。これは、患者さんにとってはデメリットになってしまいます。

そして、炎症が悪化するということは、痛みや腫れがひどくなることに直結していますから、実際にリウマチの症状を抱えたかたにとっては〝悩みのタネ〟が増えてしまいます。

事実、私のクリニックの患者さんたちからも、リウマチ体操についての質問や疑問を数えきれないほど受けてきました。

そこで、本書の出版を機に考案したのが「ゆるストレッチ」です。

こちらは、その名のとおり、**関節への負荷を極力少なくしてデメリットを排除し、関節可動域の維持や拡大、筋肉機能の維持や向上というメリットを残せるもの**を考案しました。

ストレッチのやり方は非常にシンプルで簡単。1つのストレッチを行うのにかかる時間も、短いものなら10秒、長いものでも1分程度。いくつかを組み合わせたとしても、3分もあれば行えます。

ですから、**既存のリウマチ体操よりも安全で続けやすく、効果も現れやすいメソッド**であると自負しています。

実際、当院の患者さんたちにも、できるだけ実践するようにお伝えしているもので、効果があったという声をいただいているのです。

炎症・痛み・腫れ・こわばりを緩和

前項でお話ししたように、「ゆるストレッチ」には、関節可動域や筋肉機能にプラスの作用が備わっています。その結果、実践する皆さんとしては、「以前よりも動かしやすくなった」という感覚を得られるはずです。

ただし、もたらされる「いい変化」は、それだけではありません。

関節の痛みや腫れ、こわばりなども、抑えられたり緩和させられたりするメカニズ

ムが働くのです。

その秘密は、炎症を悪化させるほどの負荷が関節にかからないように考慮しつつ、周りの筋肉についてはしっかり動かし、関節を曲げたり伸ばしたりするようにしている点にあります。

おかげで、関節全体をすっぽり覆っている袋状の組織＝関節包の中の内圧が適宜変化し、それまで**関節包で滞留していた炎症物質・発痛物質**（35ページ参照）**を散らすことができる**のです。

そして、関節の内圧が上がったり下がったりすることで、関節包の内側にある滑膜《かつまく》の働きが活発になり、その**滑膜や周囲の筋肉の中に張り巡らされた血管中の血液循環が改善し、炎症物質・発痛物質が回収される**ようになります。

このような一連のメカニズムが、炎症・痛み・腫れ・こわばりなどの症状を、抑制や緩和に導いてくれるわけです。

関節の構造上のいい変化と、実際の感覚上でのいい変化――。

それらをできるだけ多くの人たちが享受できるよう、リウマチの症状が現れやすい代表的な関節について、それぞれに対応した「ゆるストレッチ」を用意しています（99ページの一覧表を参照）。ぜひ、試してみてください。

「ゆるストレッチ」守ってほしい実践のコツ

「ゆるストレッチ」の具体的なやり方をご説明する前に、もう1つだけ、お伝えしておきたいことがあります。それは、別に難しいことではなく、ストレッチを本当に有益なものにするためのコツのようなもの。

それぞれのストレッチをするうえでのポイントは、以降のページを参照していただくとして、ここではすべてに共通した5つのコツを挙げておきます。

①痛みがひどいときは行わず、ある程度治まっているときに無理のない範囲で行う
②頑張りすぎず、動作はゆるくゆっくりと。勢いや反動はつけずに行う
③複数のストレッチを行う際は、合間に深呼吸をしてリラックス
④実践する時間帯でお勧めなのは、「夜の入浴後〜就寝前」と「朝の起床時」
⑤もし、基本的なやり方で痛みが出る場合は、関節を動かす範囲を「痛みが現れる寸前のところ」までにする

さぁ、これで準備は整いました。それでは次ページの一覧表でご自身に合った「ゆるストレッチ」を選び、実際に行っていきましょう。

［ゆるストレッチ一覧表］

気になる症状が現れている部分に対応した
「ゆるストレッチ」を行いましょう。

上半身の症状に
肩甲骨はがしストレッチ
⇒ 105 ページ

ひじの症状に
ひじ曲げストレッチ
⇒ 103 ページ

手首の症状に
手首ぶらぶらストレッチ
⇒ 102 ページ

下半身の症状に
ヒップアップストレッチ
⇒ 110 ページ

足の指の症状に
足指タオルたぐり寄せ
⇒ 106 ページ

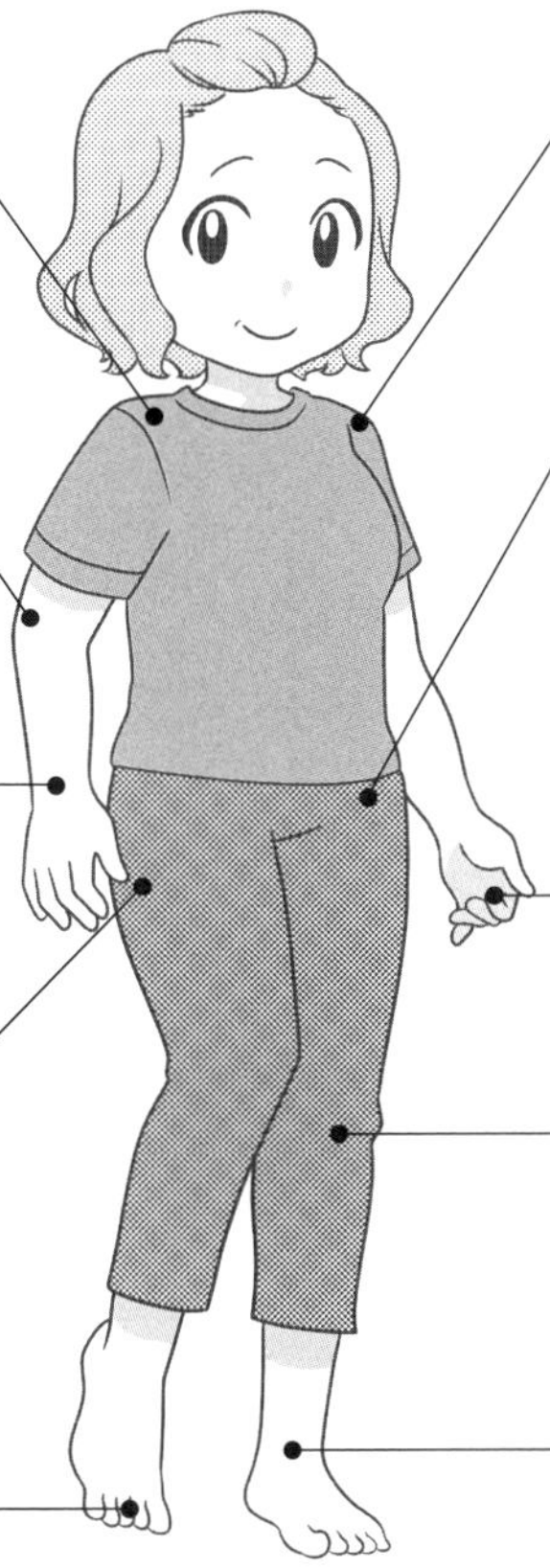

肩の症状に
肩～腕の振り子ストレッチ
⇒ 104 ページ

股関節の症状に
股関節くねくねストレッチ
⇒ 109 ページ

手の指の症状に
グーチョキパーじゃんけん
⇒ 100 ページ
指回しストレッチ
⇒ 101 ページ

ひざの症状に
ひざ曲げストレッチ
⇒ 108 ページ

足首の症状に
足首ぶらぶらストレッチ
⇒ 107 ページ

｜注意｜
それぞれのストレッチのページで回数の目安を示していますが、無理に行う必要はありません。もしも一度に行うのがつらければ、朝・夜で分けて行ったり、休み休み行ってもいいでしょう。

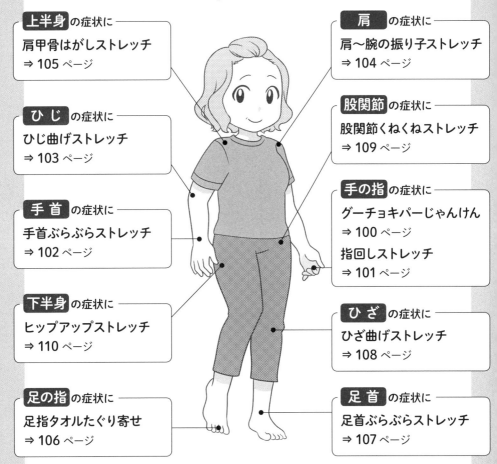

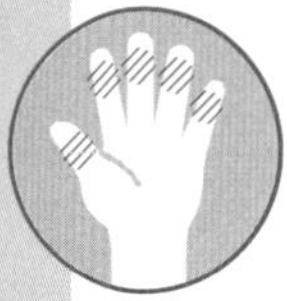

グーチョキパーじゃんけん

手の指の関節やその周囲の筋肉などに、
ストレッチ効果をまんべんなく届けましょう。

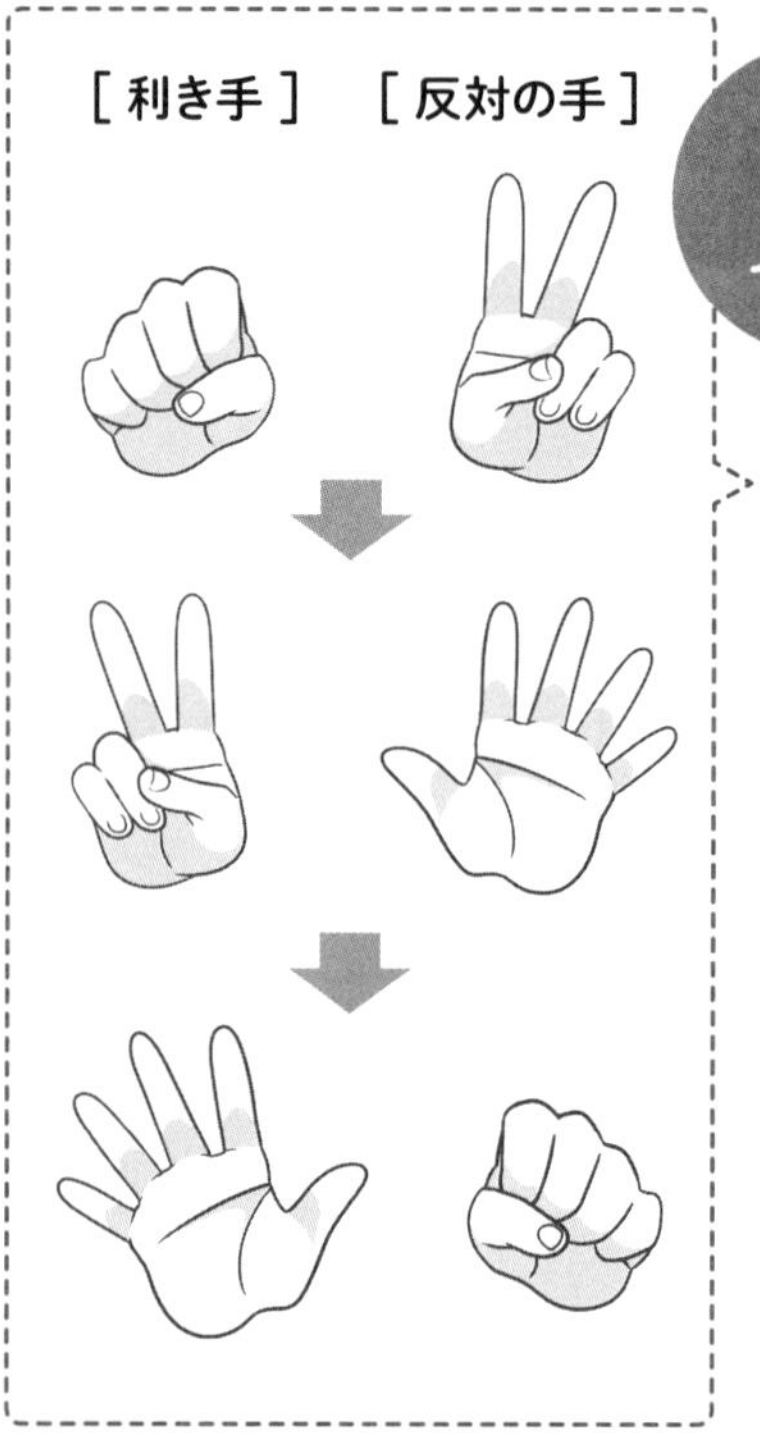

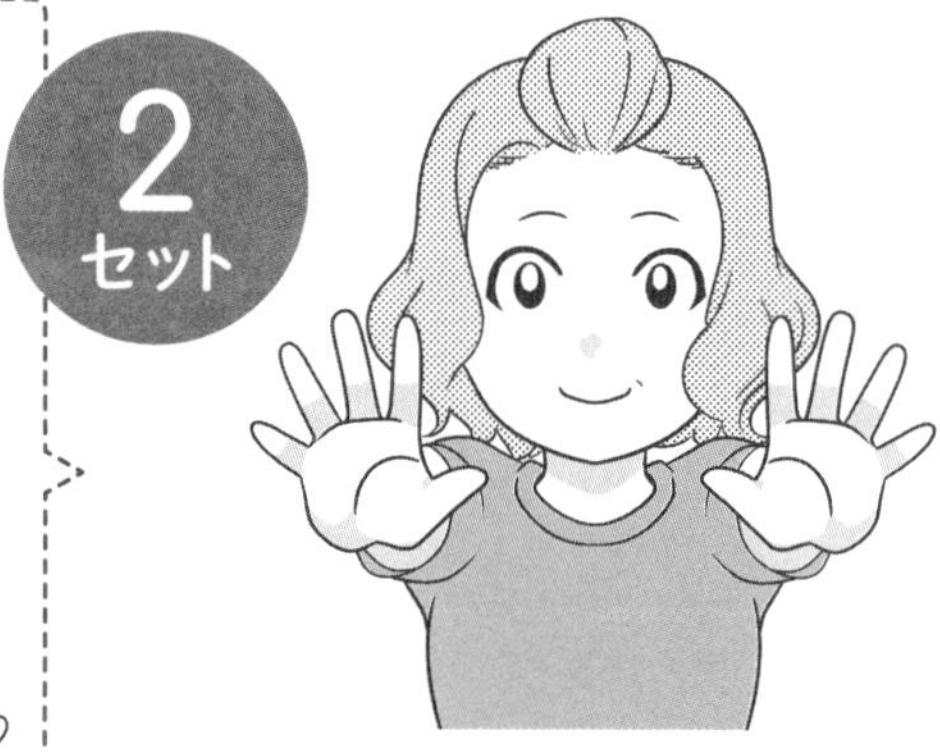

やり方

両手を前に出し、「利き手」が「反対の手」に対して常に勝つように、じゃんけんを行う。利き手が「グーで勝つ」「チョキで勝つ」「パーで勝つ」で1セット。

POINT

左右の手で、“じゃんけんの同じ手”を出す動きをすると、指の関節に余計な力を入れてしまうケースがあります。しかし、この要領でじゃんけんをするときは、どうしても少し考える必要があり動きがゆるやかになるので、余計な負荷を関節にかけずに行えます。

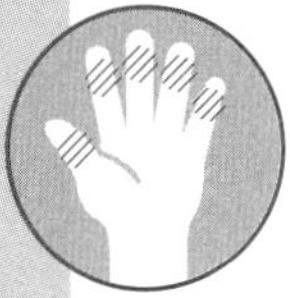

指回しストレッチ

指を細かく動かすトレーニング。最初は難しい指も、
続けるうちに動かしやすくなります。

やり方

両手の指の腹を合わせてから、親指・人差し指・中指・薬指・小指どうしを順番に、左右の手の指がぶつからないようにくるくると回す。それぞれの指どうしで右回りと左回りを“ 3周 ”行ったら、次の指を行う。

右回りを 3周
左回りを 3周

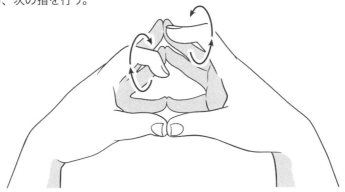

POINT

「グーチョキパーじゃんけん」と同じく、指の関節に余計な負荷をかけず、可動域の維持に役立つストレッチです。ただ、こちらのほうが少し細やかな動きが必要になるので、少しだけバージョンアップしたものととらえていただくといいでしょう。
気分転換にもなるので、入浴中や家事の合間、テレビを観ながらなど、スキマ時間に行うのがおすすめです。

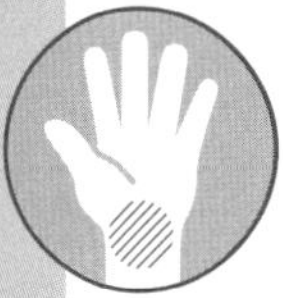

手首ぶらぶらストレッチ

できるだけ力は入れないようにして、
手首を上下に大きくぶらぶらと動かしましょう。

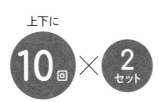

上下に
10回 × 2セット

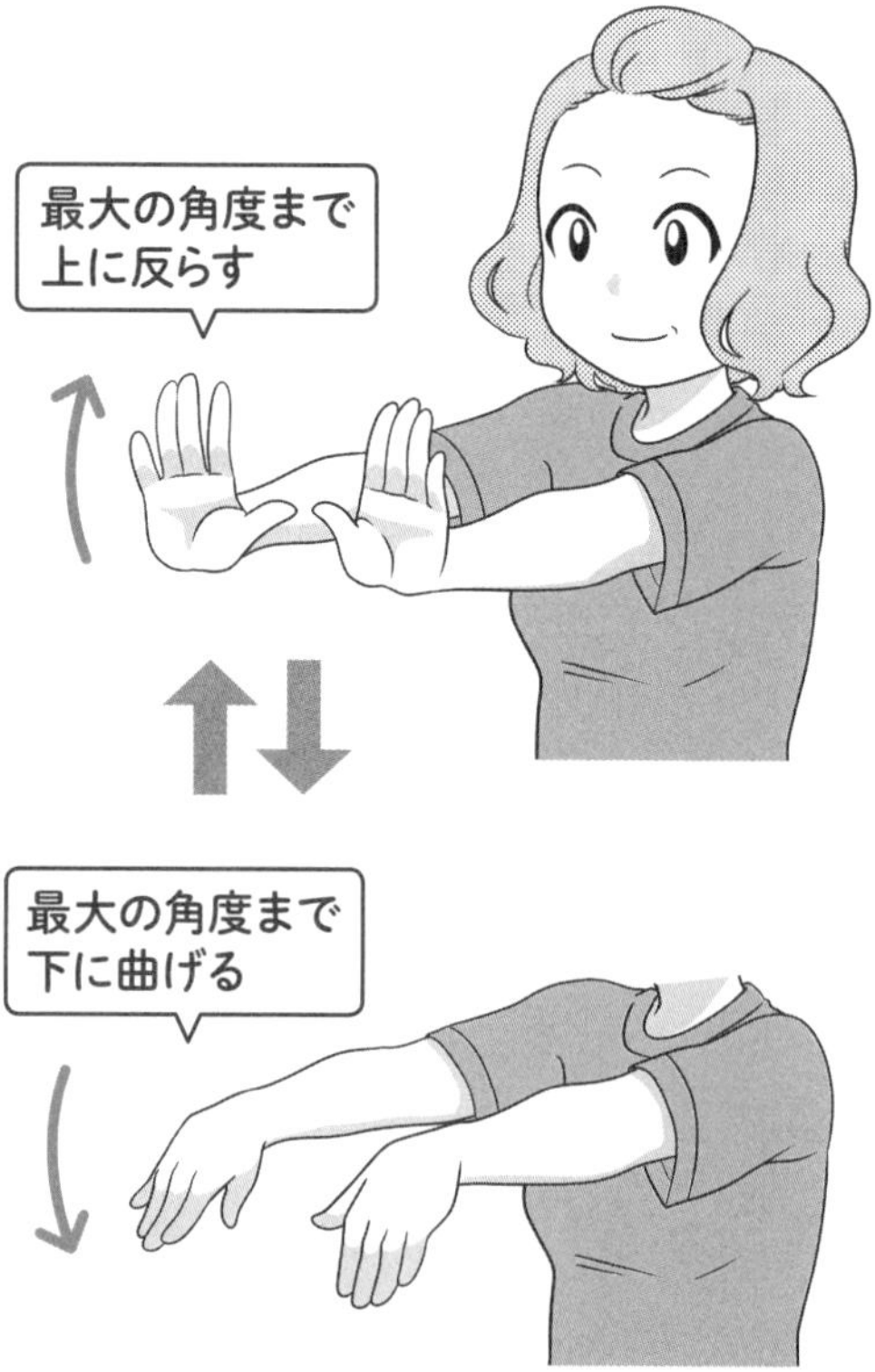

やり方

前方に向けて両腕を床と水平に上げ、両手の手首を反らしたり、曲げたりする動きを繰り返す。

POINT

腕の骨と、手の甲の“いちばん手首に近い部分の骨”との間のスペースを広げるようなイメージで行うと効果的です。
腕を床と水平に上げたままの状態だと、「どうしてもつらい」「疲れる」「腕の筋肉に力が入りすぎる」と感じる場合は、ひじを曲げたり、腕を真下に下ろしたまま行ってもOK。

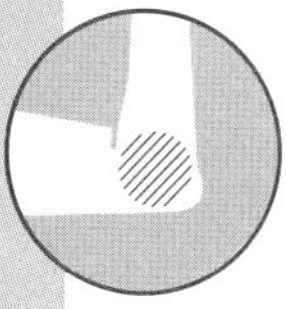

ひじ曲げストレッチ

ひじの関節の骨と骨の間を離し、
スペースを広げるようなイメージで行うと効果的です。

やり方

1 片方の腕をほぼ真上に上げて、ひじから先を頭の真後ろに下ろし、その腕の手首を反対の手でつかむ。

2 つかんだ手をグーッと下に引っ張り、ひじが最大に曲がった状態をキープ。反対側も同様に。

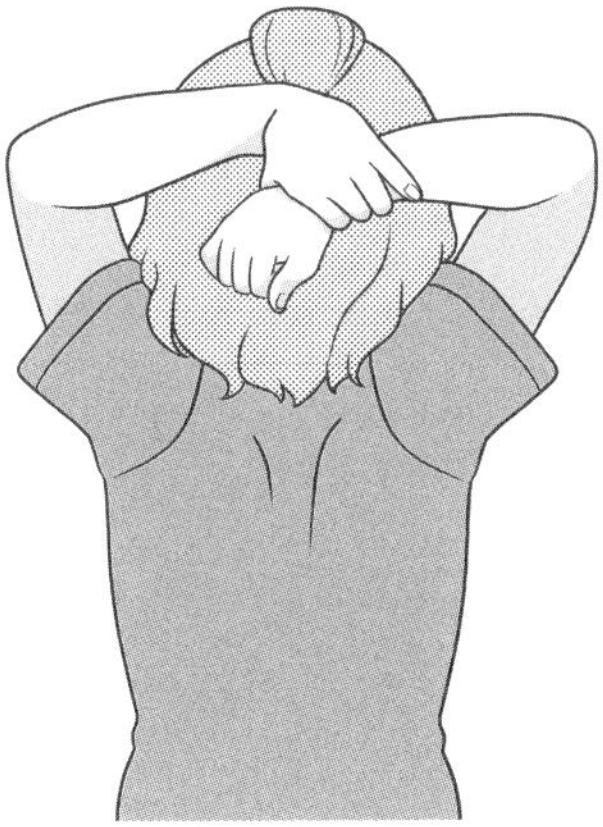

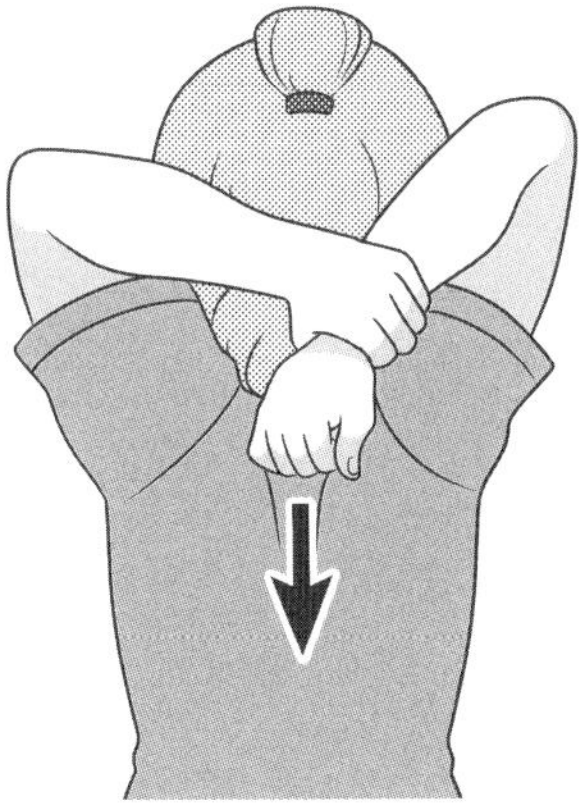

最大に曲がった状態をキープ

左右とも

10秒キープ

POINT

このストレッチは、肩の関節や二の腕にある筋肉もリフレッシュさせるので、可動域の維持や拡大につながります。
いわゆる五十肩・四十肩で腕がうまく上がらない場合は、腕を下げた状態で行ってもかまいません（肩関節への作用はなくなります）。

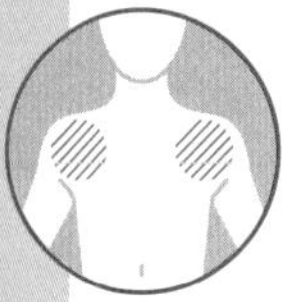

肩〜腕の振り子ストレッチ

腕の筋肉に力を入れず、腕の重み・遠心力・重力などを最大限に利用して行いましょう。

やり方

1 立った状態で、なるべくいい姿勢を保ったまま、腕を前後にゆっくり大きく振り続ける。前後とも、床と水平の高さまで腕を上げられれば理想的。

2 1と同じ要領で、今度は体の側面で腕を「上げる」「下ろす」を繰り返す。反対側も同様に。

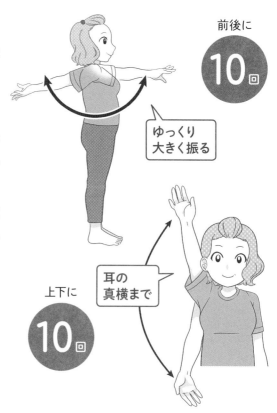

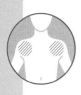

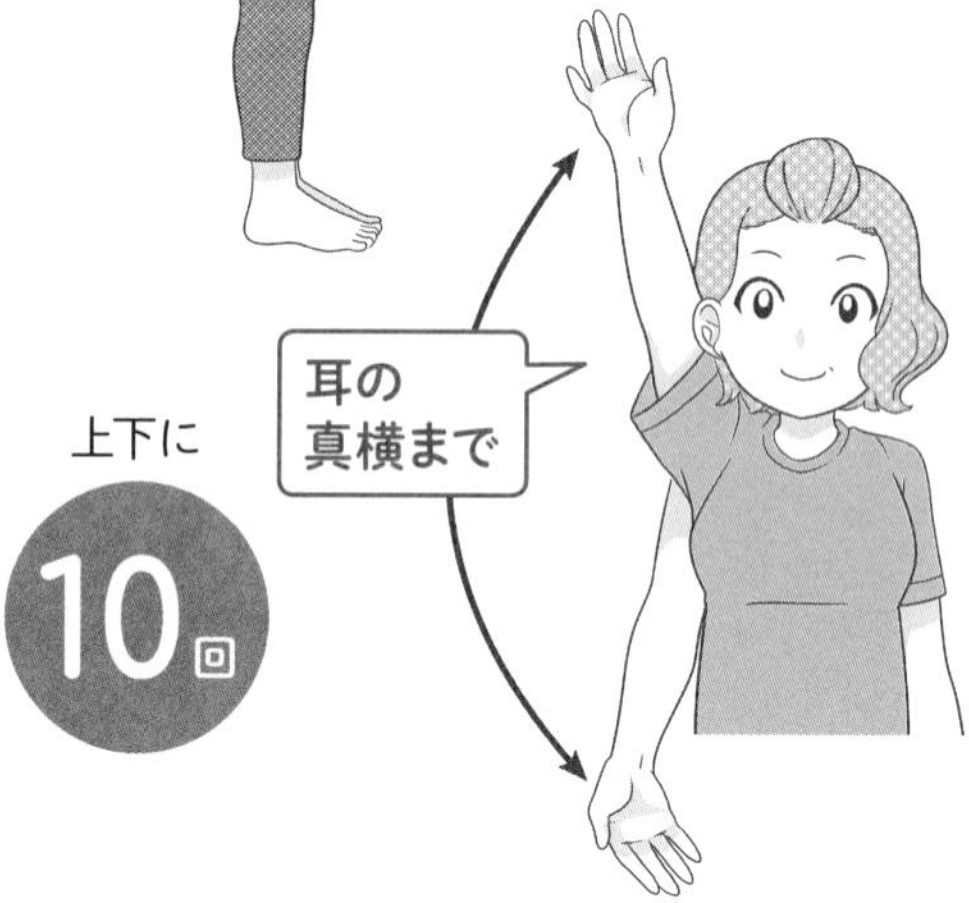

POINT

振り子のように腕を動かすことで、肩周りの関節の可動域を維持できます。肩〜腕にかけての筋肉をリフレッシュして、機能低下を防ぐ効果も発揮されます。
いわゆる肩関節は、本来は可動域が非常に大きい関節です。その大きい可動域をなるべく狭まらせないようにしていきましょう。

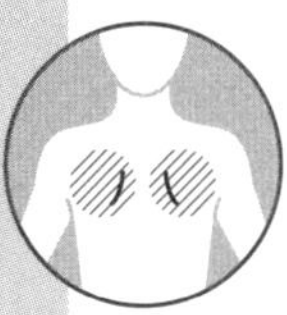

肩甲骨はがしストレッチ

背中の大きな翼（左右の肩甲骨）をゆっくり動かして、
鳥が飛び立つような動作をイメージしましょう。

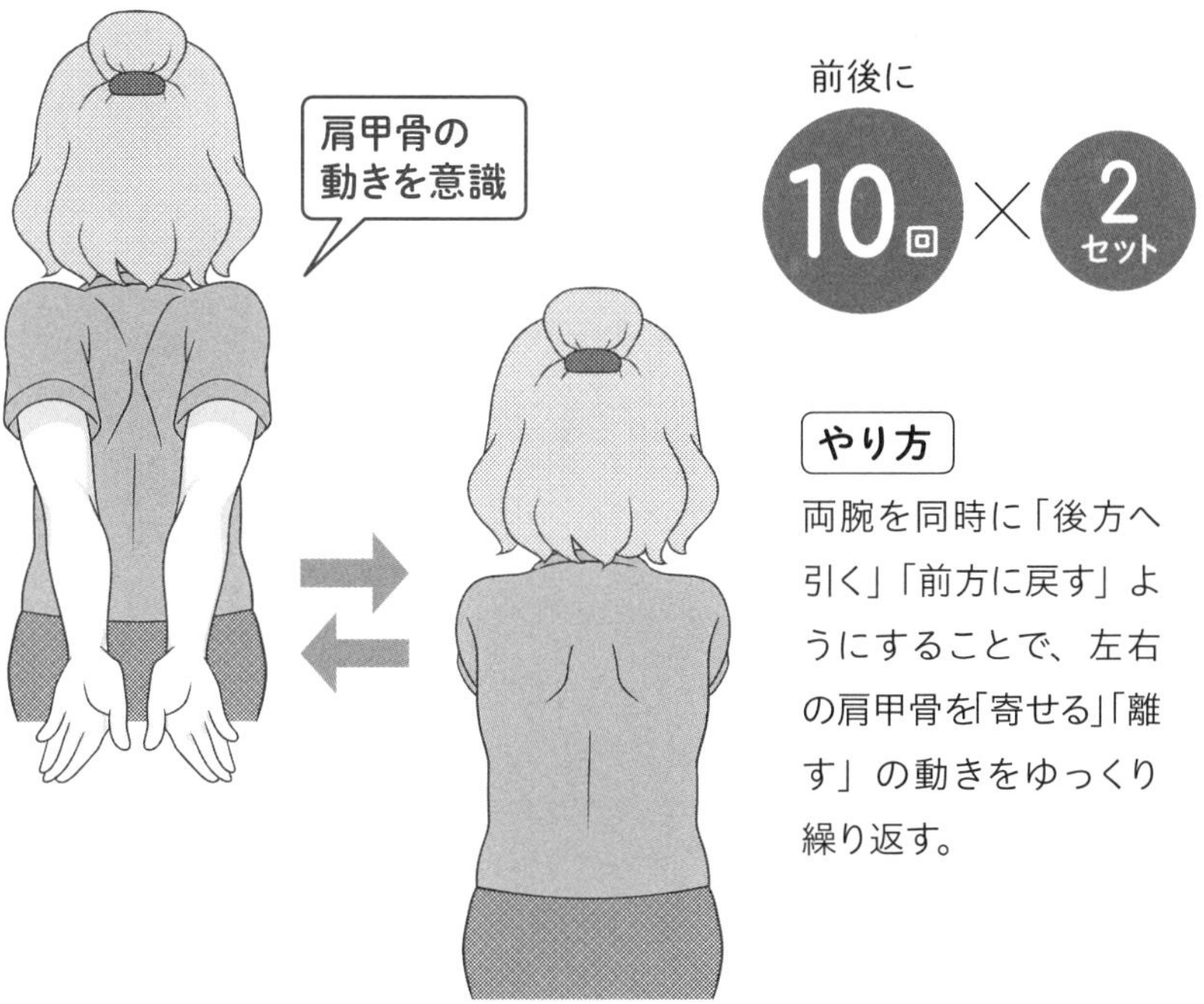

やり方

両腕を同時に「後方へ引く」「前方に戻す」ようにすることで、左右の肩甲骨を「寄せる」「離す」の動きをゆっくり繰り返す。

POINT

この動きでは、体の前面・胸が自然に大きく開き、上半身の“硬くなっていた筋肉”がほぐされます。
ただ、よりいっそう重要で、意識すべきなのは、肩甲骨を動かすことです。肩甲骨自体は関節ではありませんが、二の腕の骨・鎖骨・肋骨《ろっこつ》などと複数の関節を構成しています。肩甲骨を動かすと、上半身にあるこれらの関節の可動域維持にプラスに作用します。

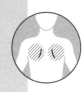

足指タオルたぐり寄せ

普段、なかなか意識して使うことの少ない足の指に、
ストレッチ効果を届けましょう。

たぐり寄せ

10回 × 2セット

やり方

1 イスに座り、足下にフェイスタオルを広げて置く。

2 タオルの端に両足の指を乗せ、左右の足指を同時に動かしてタオルをつまみ、自分のほうにグイッとたぐり寄せる。

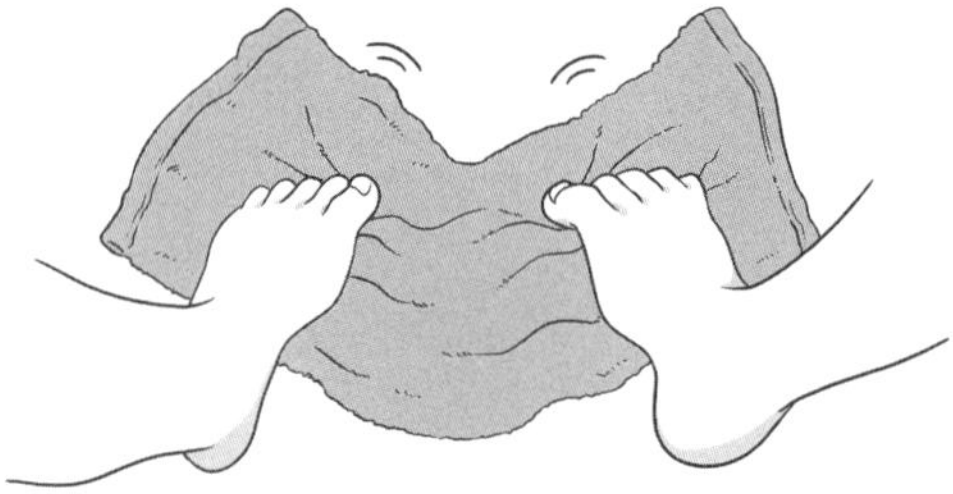

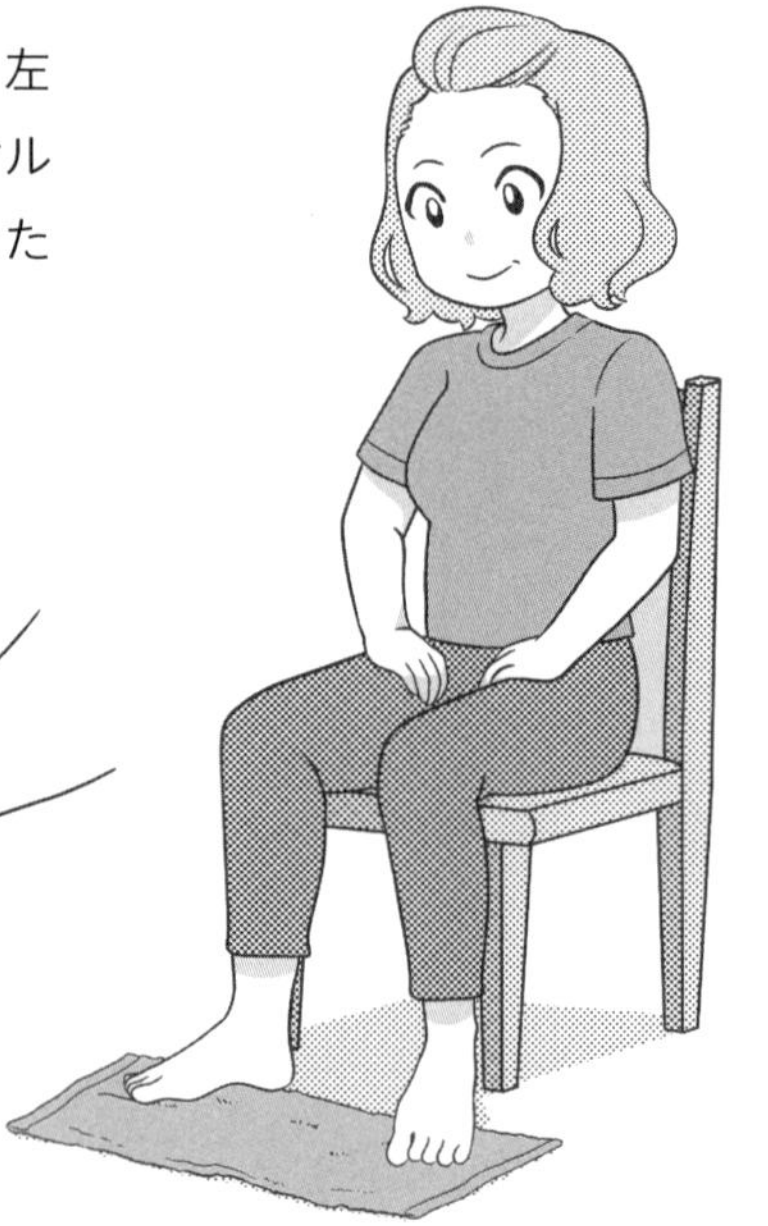

POINT

足の指すべてにストレッチ効果を届けられるのが、このストレッチ。

足指の関節の可動域を維持したり、その周囲の筋肉の機能維持などに、大いに役立ちます。

現代人は素足で過ごすことが少なく、日常生活で足の指を動かす機会が減っているので、できるだけ多く実践しましょう。

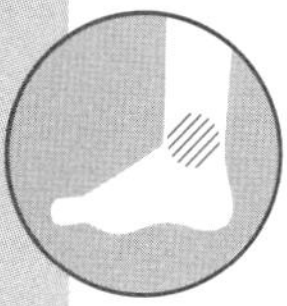

足首ぶらぶらストレッチ

重力や遠心力をうまく利用しながら足首を動かして、
足首の関節(足関節)のスペースを広げましょう。

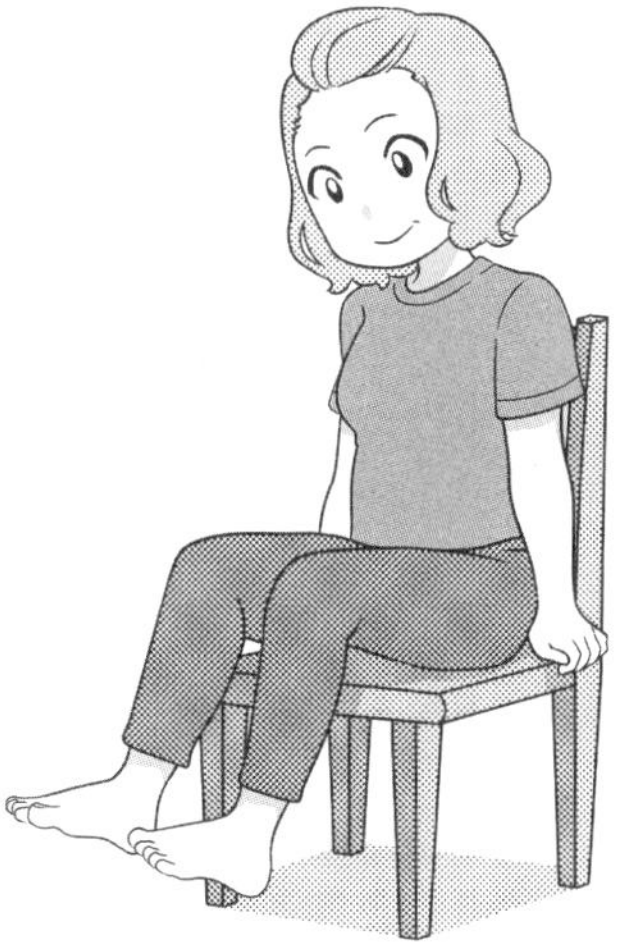

やり方

1 イスなどに座り、両方の足の裏を床から離す。

2 ひざはなるべく動かさずに、両足首を上に反らしたり、下に曲げたりする動きを繰り返す。

上下に
10回 × 2セット

最大の角度まで動かす

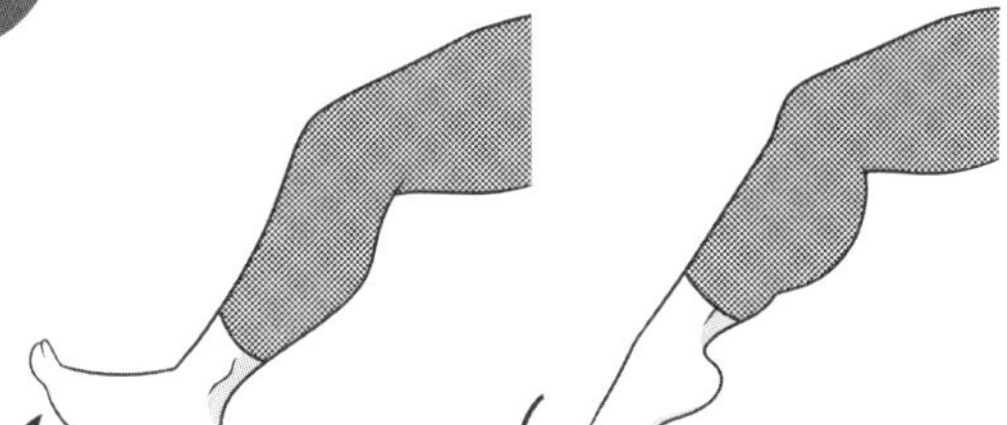

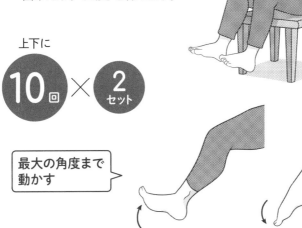

POINT

すねの骨と、足の甲の"いちばん足首に近い部分の骨"との間のスペースを広げるイメージで行いましょう。

このストレッチには"第二の心臓"とも呼ばれるふくらはぎの筋肉をマッサージする作用もあるので、全身の血流も促進。それによって、痛みや疲労の緩和効果も期待できます。

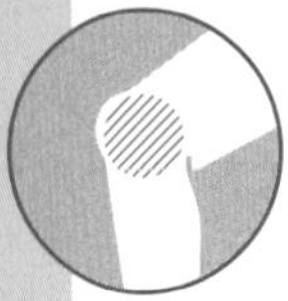

ひざ曲げストレッチ

ひざの関節の骨と骨の間を離し、
スペースを広げるようなイメージで行うと効果的です。

やり方

1 壁やイスなど、手を添えられるものの前で、両脚を肩幅程度に開いて立つ。片方の脚のひざを曲げて、同じ側の手で足首あたりをつかむ。

2 つかんだ手を体のほうに向けてグーッと引き寄せ、ひざが最大に曲がった状態をキープ。反対側も同様に。

左右とも
10秒キープ

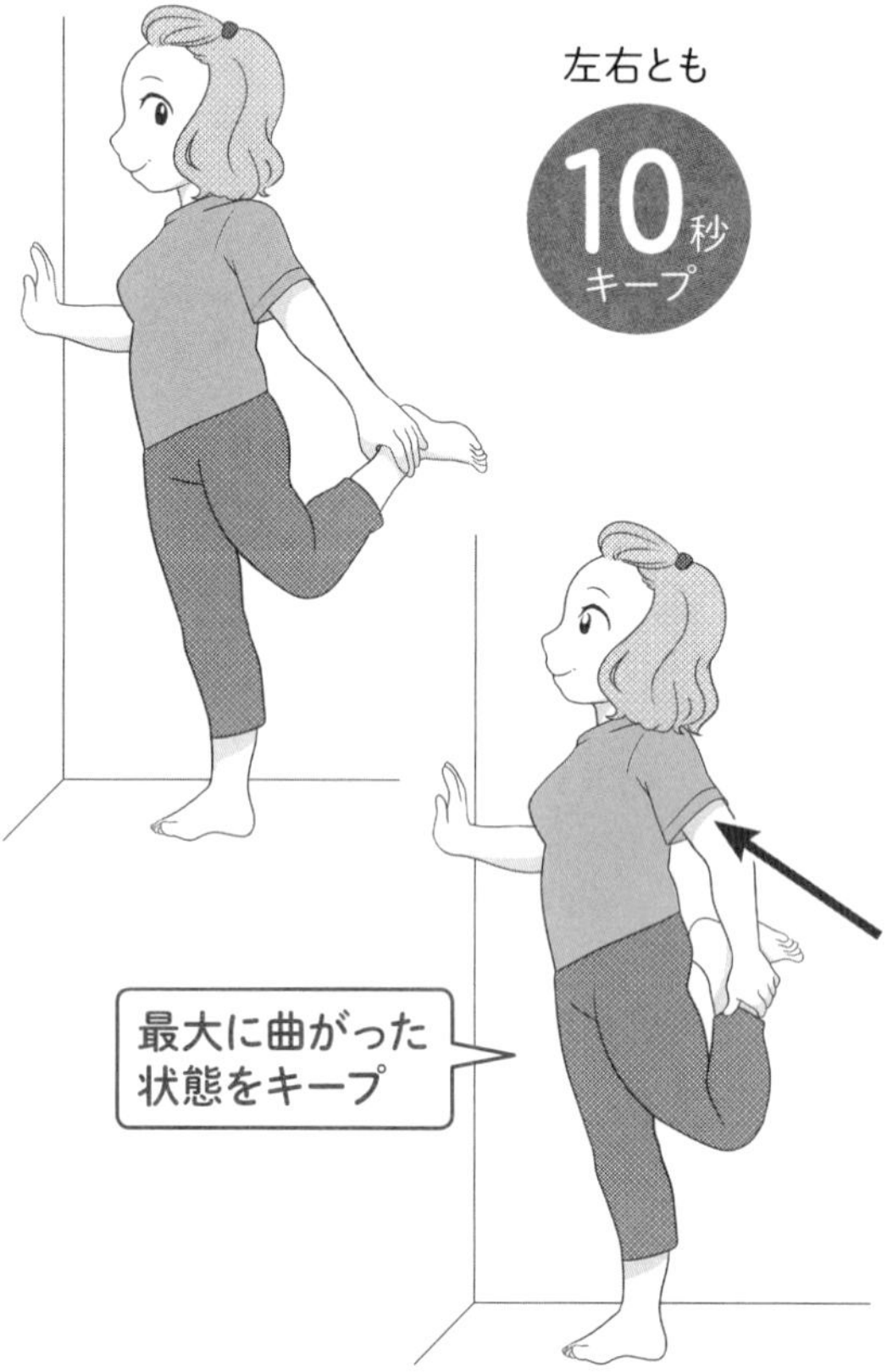

POINT

このストレッチを行うと太ももの筋肉をリフレッシュさせることもできるので、その点でもひざ関節の可動域の維持・拡大につながります。ふらつく場合は、床に仰向けに寝て同じ要領で行ってもOKですが、強度が高まってキツく感じる可能性があるので注意してください。

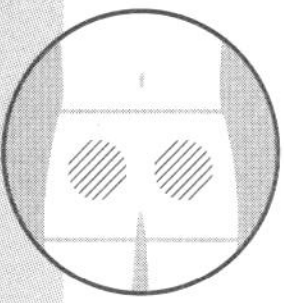

股関節くねくねストレッチ

フラフープを回すときの動きをイメージしながら、
股関節をゆっくりと動かしましょう。

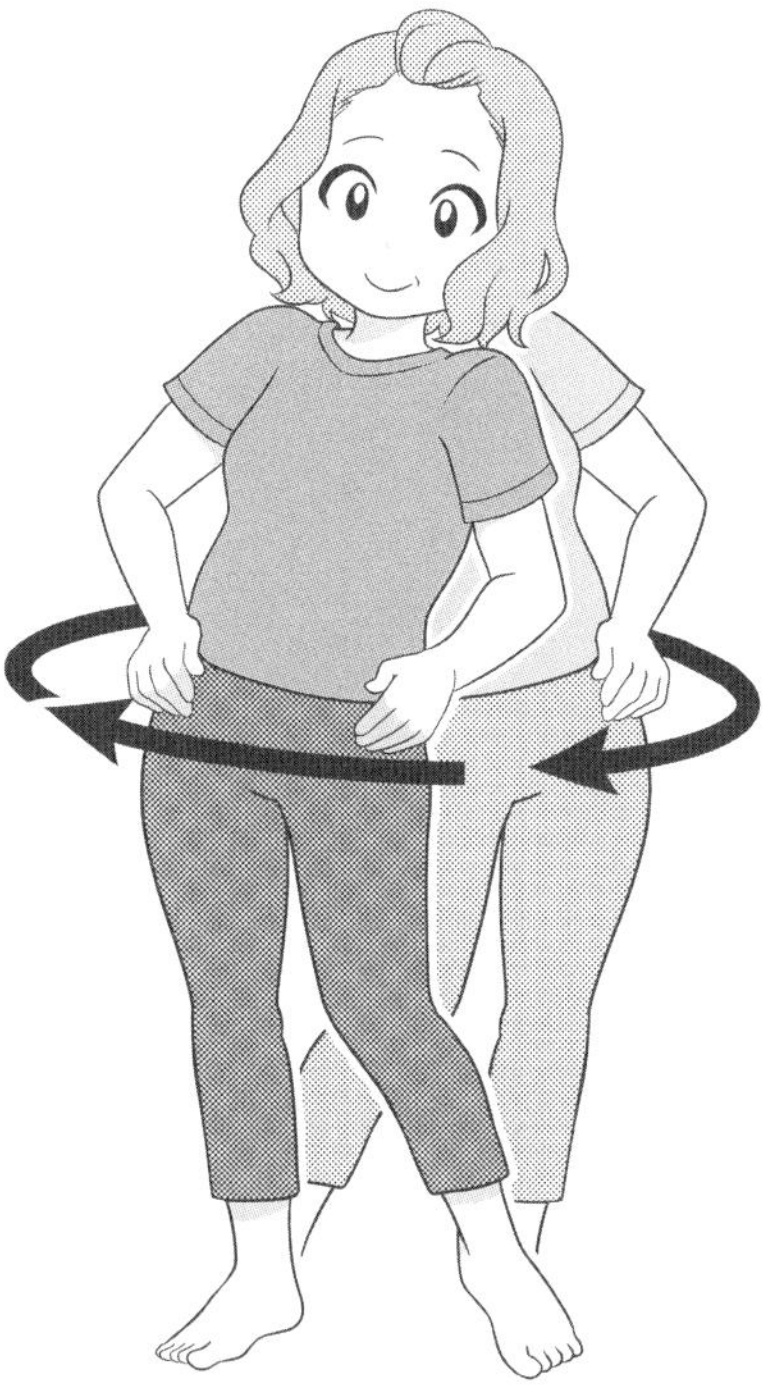

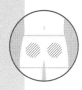

やり方

両脚を肩幅程度に開いて立ち、両手を添えた骨盤で“大きな円”を描くような動きをゆっくり行う。

ゆっくりと
大きな円を
描くように

右回りを **10周**　左回りを **10周**

POINT

股関節は、肩関節と同じく、本来は可動域が非常に大きい関節。また、全身のさまざまな関節の中でも、最も大きなサイズの関節です。こうした大きな動きで、可動域のキープを心がけましょう。
股関節を動かすうえで“主役級”の働きをする内転筋群（骨盤前面下部～太ももの内側・背面にかけてある筋肉群）にも適度な刺激が伝わりリフレッシュされるので、股関節の動きがスムーズに。

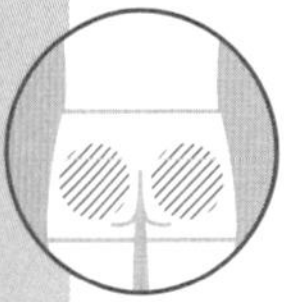

ヒップアップストレッチ

重力に逆らって体を引き上げて、
下半身の筋肉の“プチ筋トレ”を行いましょう。

やり方

1 仰向けに寝た状態で、両手は体の横に置き、ひざは軽く曲げる。

2 お尻～腰の部分を床からゆっくり持ち上げ、10cm浮かせた状態を一度キープ。その後、お尻～腰の部分をゆっくり下ろして、「持ち上げる」「下ろす」の動きを繰り返す。

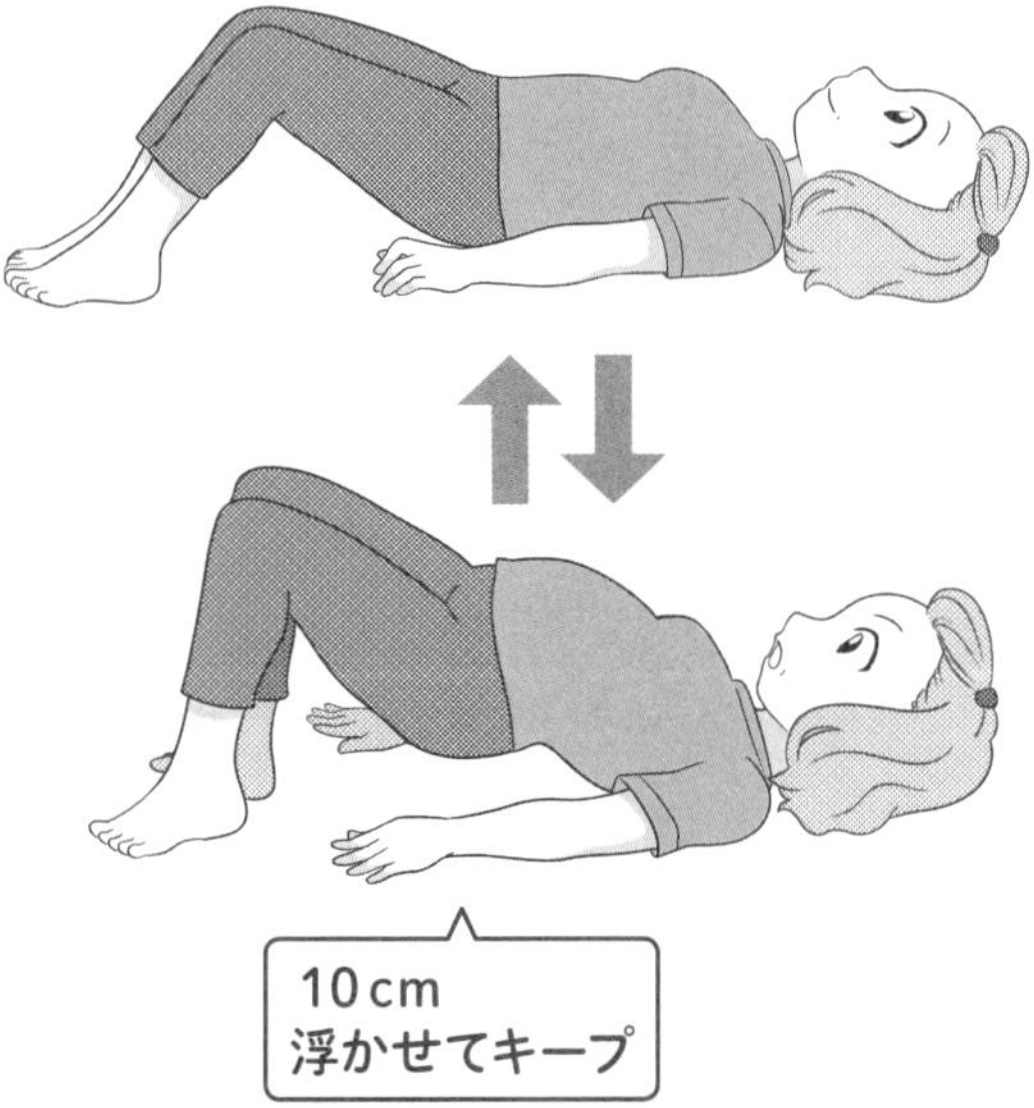

10回 × 2セット

POINT

この動きを行うと、体幹で股関節を取り囲むようにある複数の大きな筋肉を刺激できます。具体的には、「股関節くねくねストレッチ」でもご説明した内転筋群のほか、お尻で重なっている大殿筋や中殿筋、おなかの前面～股関節前面にある腸腰筋などが挙げられます。これらの筋肉はすべて、股関節と密接な関係があるため、股関節の動きの円滑化や安定性の向上にも役立ちます。

「ゆるストレッチ」と薬の併用で〝うれしい誤算〟もついてくる⁉

抗リウマチ薬による治療とともに「ゆるストレッチ」を行っていると、関節や周囲の筋肉をよりよい状態へ導く可能性は大幅に高まります。

やり始めた当初は、ストレッチをうまくできないこともあるかもしれません。ただし、やり方にさえ慣れれば、**関節リウマチの症状が現れ始めたばかりの人は、すぐに上手にできるようになるはず**です。

また、症状がもう少し進行しているかたでも、うまく行えているケースはいくらでもあります。

実を言うと、それは「現在行っている薬の治療がうまくいっていること」のサインなのです。

ですから、逆を言えば、**いつまで経っても「ゆるストレッチ」ができない場合には、「現在受けている薬の治療がうまくいっているのか」を、一度チェックしてみる必要がある**ということです。

一方、上手に続けられているならば、薬の治療がうまくいっているだけでなく、『ゆるストレッチ』との相乗効果も生まれている」と考えていただいてけっこうです。

さらに、関節や筋肉のいい変化を実感して、身近な〝成功体験〟の継続で自信まで生まれれば、さらに相乗効果は高まっていくと考えられます。

「五十肩がよくなった」「猫背が治った」

私のクリニックの患者さんたちからは、「ゆるストレッチ」についてさまざまな感想が寄せられます。

もちろん、そのほとんどは関節リウマチへの好影響にまつわる声なのですが、なかには〝予想外の効果〟を報告してくださるかたもいらっしゃいます。

本章冒頭のマンガでも、子どもから「やせたんじゃない？」と指摘されるケースが描かれていますが、そうした**〝うれしい誤算〟は珍しいことではない**のです。

「ゆるストレッチ」が体に作用するメカニズムを考えると、何も不思議なことはありません。

例えば、**「股関節くねくねストレッチ」**や**「ヒップアップストレッチ」**を行えば、腰の骨（腰椎）～股関節～太ももの骨（大腿骨）の範囲にある腸腰筋や、お尻にある大殿筋・中殿筋などが適度に刺激され、**引き締まる**ことは十分に考えられます。

ほかにも、

- **「肩～腕の振り子ストレッチ」→五十肩（四十肩）の改善・予防**
- **「足指タオルたぐり寄せ」→歩行の安定**
- **「肩甲骨はがしストレッチ」→猫背の矯正**
- **「グーチョキパーじゃんけん」や「指回しストレッチ」→認知症予防・脳の活性化**

といった効果を、笑顔で教えてくださる人はたくさんいらっしゃいます。

関節リウマチを克服して人生を変えた74歳の女性

当院の患者さんの実例として、84ページでは23歳の女性のお話をさせていただきました。

ただ、関節リウマチに打ち克った実例は、若い年代だけに限りません。

そこで、非常に印象的だった、74歳の女性の実例をご紹介しましょう。

その女性は、他の2つの病院で治療を受けたにもかかわらず、両手の指・ひざ・足首の痛みや腫れがいっこうによくならず、私のクリニックを訪れました。

早速、検査・診察を詳しく行うと、ステージⅡの中等度進行期に相当し、骨びらんが見られ、疾患活動性も高いことは明らかでした。そのため、この女性にとって最適な、メトトレキサートとオレンシアを用いた治療をすぐにスタートさせたのです。

と同時に、本書にある「ゆるストレッチ」とほぼ同じ動きの運動療法（当時はまだ「ゆるストレッチ」を考案していなかったため、現在のものとは少し異なる運動でした。ただし、作用するメカニズムは同じです）も指導し、実践してもらいました。

具体的には、「グーチョキパーじゃんけん」、「指回しストレッチ」、「股関節くねくねストレッチ」、「ヒップアップストレッチ」を行ったのと、まったく同じです。

この女性は、体を動かすことがもともと好きなかただったので、楽しみながら続けてくださったようです。

その結果、なんと**半年以内に、両手の指・ひざ・足首の痛みや腫れが治まり、寛解《かんかい》の状態に到達された**のです。

しかも、話はまだまだ終わりません。

彼女は、その時点から日本百名山を登ることを趣味にして、**「3年半の間に100カ所の山の登頂を制覇した」**と報告してくださったのです。

これには、私も驚かされました。

寛解はあくまでも〝通過点〟であり、関節リウマチを克服した先に、人生の可能性を自らひらいた好例だと思います。

PART

4

痛みを悪化させない！12の生活習慣

毎日の生活習慣を少し変えるだけで、つらい症状を克服するための〝追い風〟が吹きます。簡単なものばかりなので、いますぐ実践を。

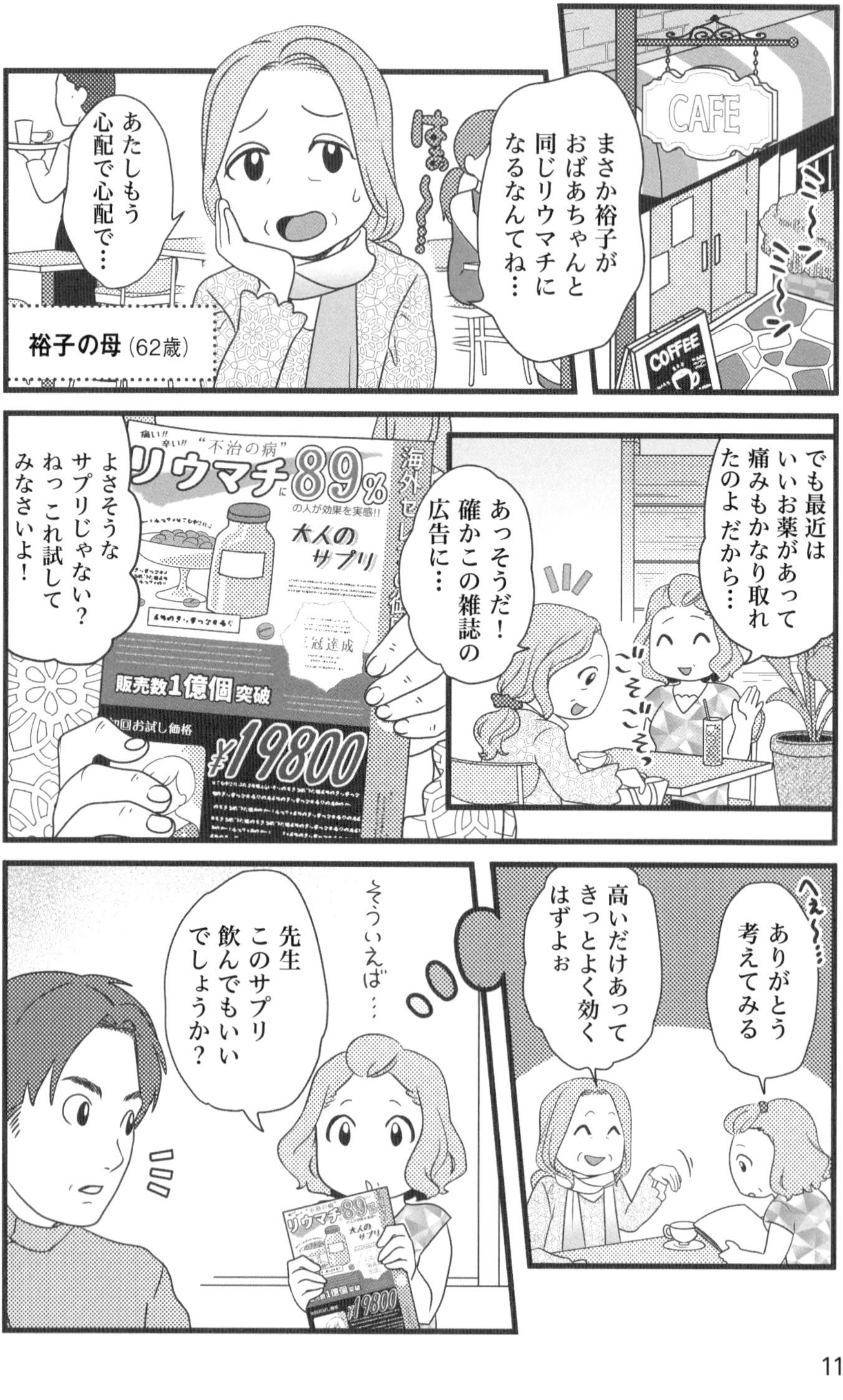
CAFE
ミ～ン
ミ～ン
COFFEE
まさか裕子がおばあちゃんと同じリウマチになるなんてね…
はぁ～…
あたしもう心配で心配で…
裕子の母（62歳）
でも最近はいいお薬があって痛みもかなり取れたのよ だから…
ごそごそ
あっそうだ！確かこの雑誌の広告に…
痛い!! 辛い!! “不治の病” リウマチに89%の人が効果を実感!!
大人のサプリ
三冠達成
販売数1億個突破
初回お試し価格
¥19800
よさそうなサプリじゃない？ねっ これ試してみなさいよ！
へぇ～…
ありがとう考えてみる
高いだけあってきっとよく効くはずよぉ
そういえば…
先生 このサプリ飲んでもいいでしょうか？

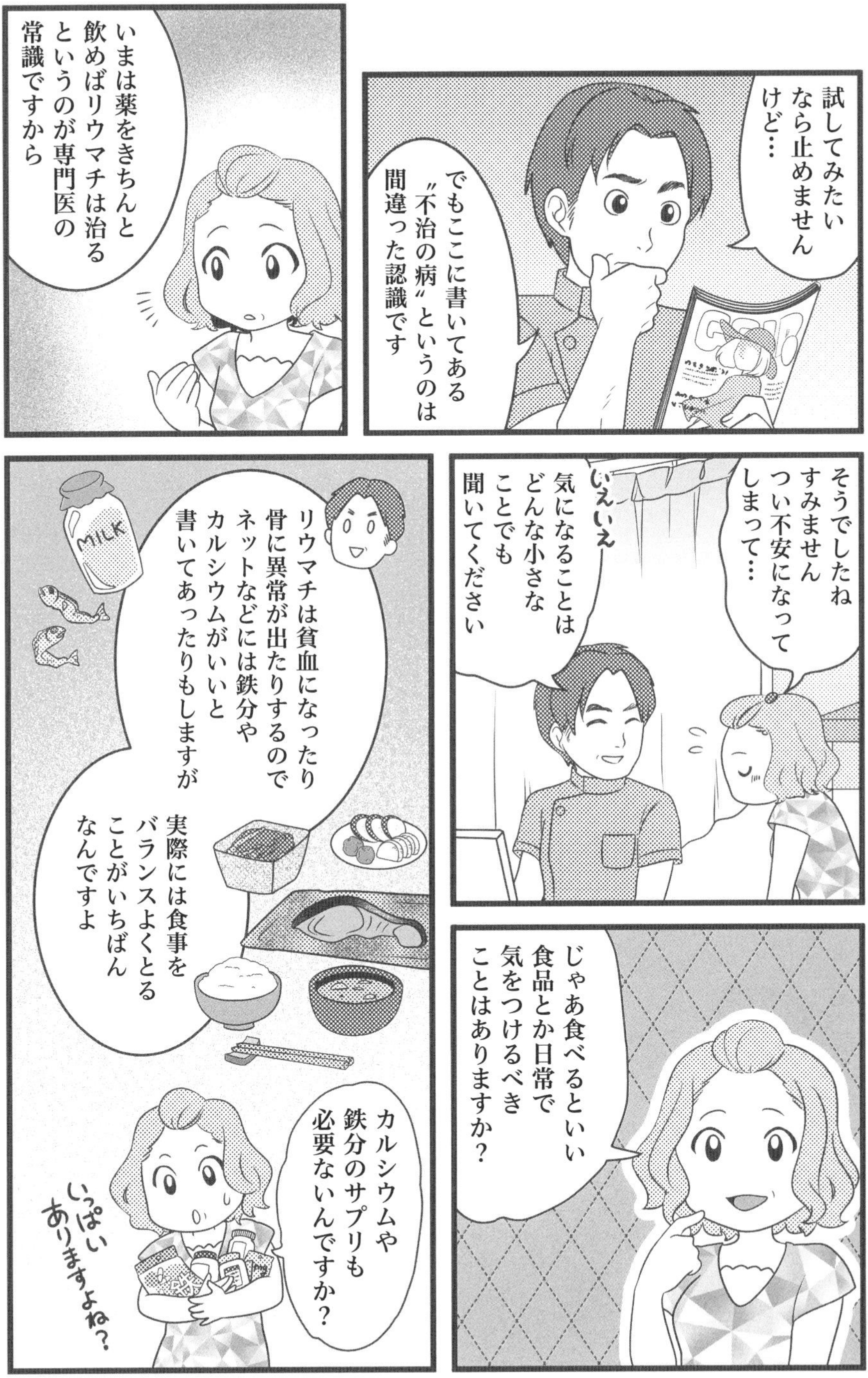
試してみたいなら止めませんけど…
でもここに書いてある〝不治の病〟というのは間違った認識です
いまは薬をきちんと飲めばリウマチは治るというのが専門医の常識ですから
そうでしたねすみませんつい不安になってしまって…
いえいえ
気になることはどんな小さなことでも聞いてください
じゃあ食べるといい食品とか日常で気をつけるべきことはありますか？
リウマチは貧血になったり骨に異常が出たりするのでネットなどには鉄分やカルシウムがいいと書いてあったりもしますが
実際には食事をバランスよくとることがいちばんなんですよ
MILK
カルシウムや鉄分のサプリも必要ないんですか？
いっぱいありますよね？

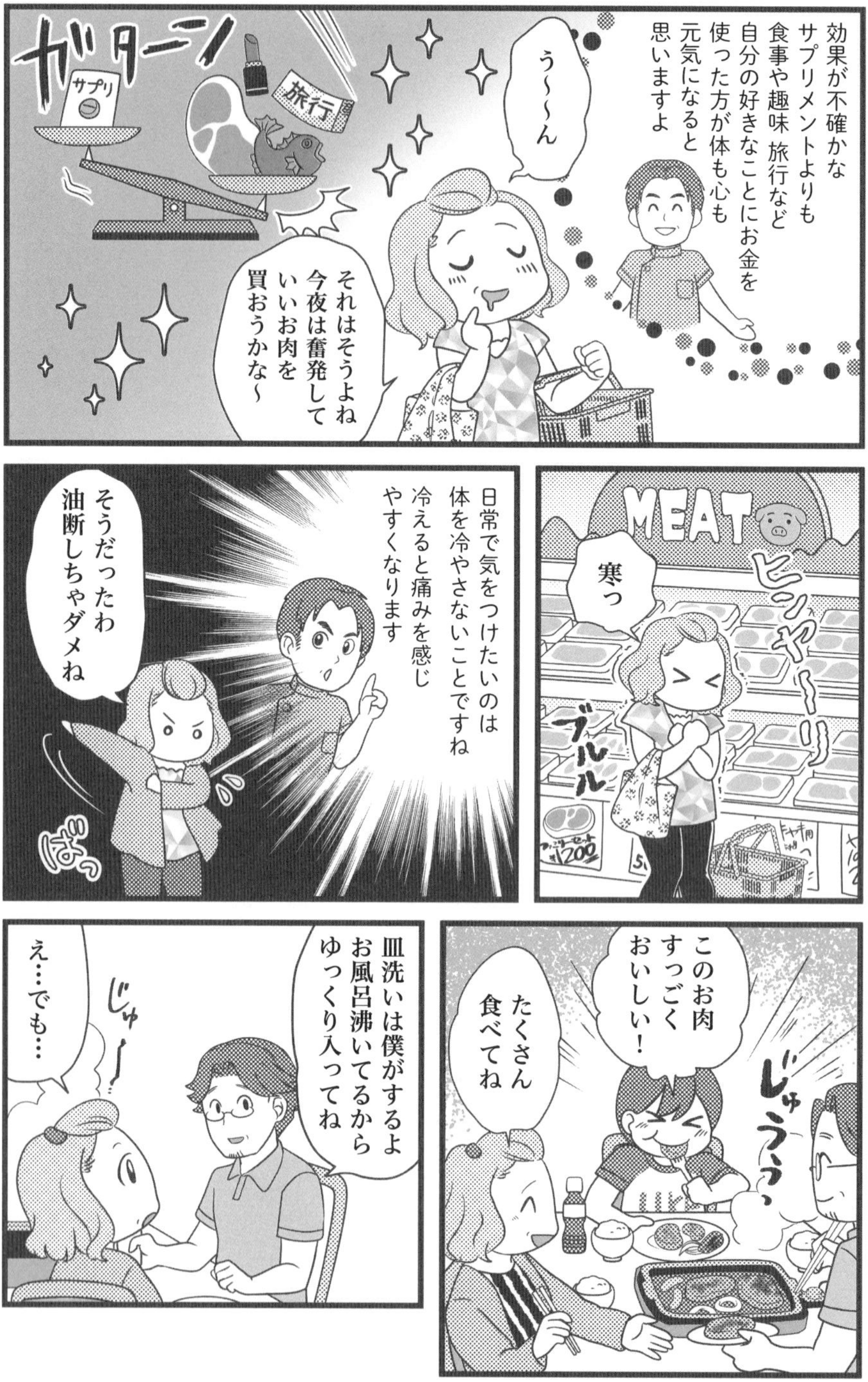
効果が不確かなサプリメントよりも食事や趣味 旅行など自分の好きなことにお金を使った方が体も心も元気になると思いますよ
う〜〜ん
ガターン
サプリ
旅行
それはそうよね今夜は奮発していいお肉を買おうかな〜
MEAT
寒っ
ヒンヤ〜〜リ
ブルル
日常で気をつけたいのは体を冷やさないことですね冷えると痛みを感じやすくなります
そうだったわ油断しちゃダメね
ばっ
このお肉すっごくおいしい！
たくさん食べてね
じゅうう
皿洗いは僕がするよお風呂沸いてるからゆっくり入ってね
じゅ〜ん
え…でも…

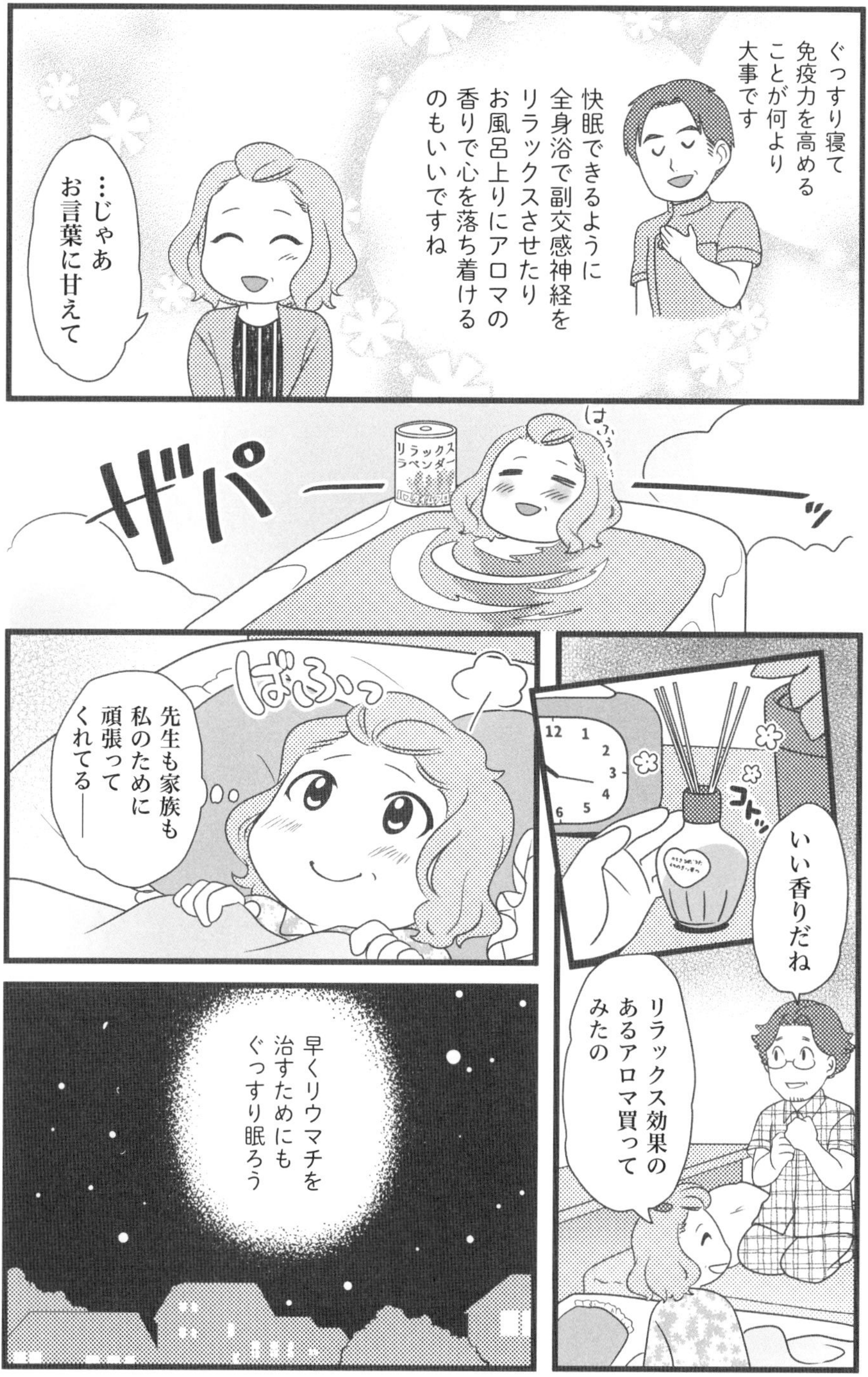
ぐっすり寝て免疫力を高めることが何より大事です
快眠できるように全身浴で副交感神経をリラックスさせたりお風呂上りにアロマの香りで心を落ち着けるのもいいですね
…じゃあお言葉に甘えて
リラックスラベンダー
ザパーーッ
はふぅ〜
コトッ
いい香りだね
リラックス効果のあるアロマ買ってみたの
ばふっ
先生も家族も私のために頑張ってくれてる——
早くリウマチを治すためにもぐっすり眠ろう

毎日のバランスのいい食事が健康づくりの要になる

ＰＡＲＴ２の「病院での治療」、ＰＡＲＴ３の「ゆるストレッチ」に加えて、関節リウマチを治すには「正しい生活習慣」も欠かすことができません。

それは、「普段の生活でも関節リウマチのためになることをする」ということです。いいことは取り入れ、悪いことは改めるようにしていけば、薬やゆるストレッチの効果も上がりやすく、心身の健康度が全体的にアップします。

これから、いくつかのポイントをご紹介しますが、一度にすべてを実践しなくても大丈夫です。できるところから始めていきましょう。

鉄分が豊富な食材で貧血を予防

生活習慣というと、まず最初に頭に浮かぶのは食事ではないでしょうか。患者さんから、「何かこれを食べるといいという食材はありますか？」と聞かれることもよくあります。

食事から摂取する栄養は、もちろん健康づくりの要です。ですから、気をつけようと意識するのはいいことですが、関節リウマチにとって「特にこれはいい」「これは悪い」という食材はありません。三食バランスよく、おいしく食べることを心がければ十分です。

それでも、あえて食べ物のポイントを挙げるとするなら、関節リウマチの発症割合の多い**30～50代の女性なら、鉄分が不足しないように気をつけるといいでしょう。**なぜならその年代の女性は、鉄欠乏性の貧血になりやすいからです。

関節リウマチと併発しやすい貧血は、厳密に言うと、この鉄欠乏性貧血とは違う種類の貧血で、炎症性サイトカインが発端になっている貧血（慢性炎症性貧血）です。

しかし、広い意味での健康効果を考えると、30～50代女性が鉄摂取を意識するのはいいことです。以下の食品に多く含まれていますから、参考にしてください。

［ 鉄分が豊富な食材 ］

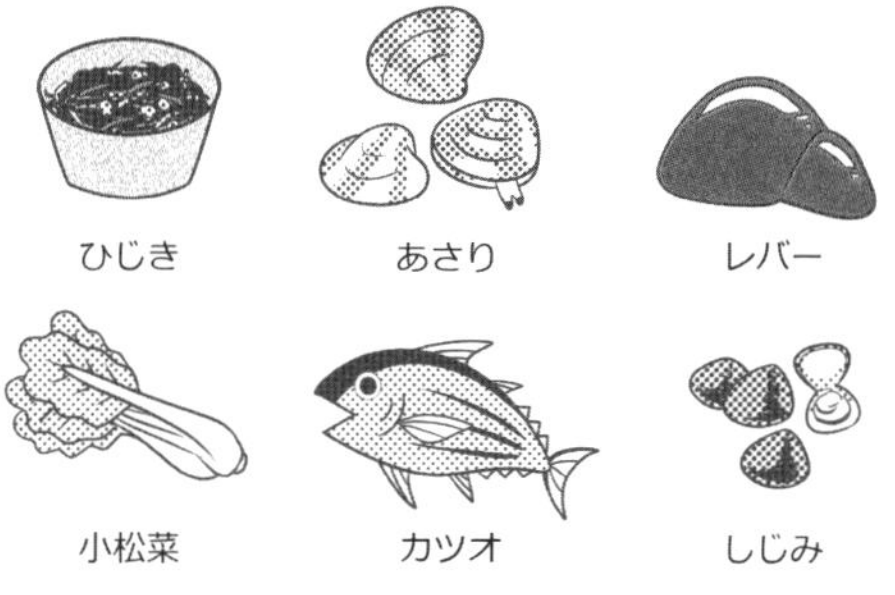

深酒はリウマチ悪化につながるので要注意

お酒やタバコ、サプリメントは、食事ではありませんが、口から摂取して体内に入るものです。

患者さんから質問を受けることも多いので、簡単にご説明しておきます。

一般によく言われるように、少量のお酒なら血流がよくなり、関節リウマチにも悪影響はありません。飲まないですむのであれば、そのほうがいいのですが、グラス1～2杯程度のアルコールを楽しむのなら、特に気にしなくてけっこうです。

しかし、**アルコールを大量に飲んでしまうと、免疫システムに異常が起こりやすくなります。**

また、体内のアルコール濃度を薄めるため、細胞の中から水分を引っ張るメカニズムが働いて、脱水症状（細胞内脱水）が起きます。すると、**治療薬の副作用が現れやすくもなります。**

つまり、深酒は関節リウマチの悪化につながるので、要注意ということです。ですから、お酒はほどほどにしておきましょう。

合併症のリスクを下げるためにも禁煙を

タバコは、**関節リウマチ発症の確率を高め、薬の副作用が現れる確率も高めてしまう**ことがはっきりしています。

56ページでお話ししたリウマチ因子（リウマトイド因子／RF）では、**「喫煙歴がある」「喫煙している」という人の場合、そうでない人と比べ、男性で2〜3倍、女性でも1・2〜1・3倍の発症率**となっています。

そのうえ、間質《かんしつ》性肺炎など、関節リウマチの合併症を誘発する危険因子でもあるので、もしも喫煙者であるなら、禁煙するに越したことはありません。

ですから当院では、患者さんを含めた家族全員の禁煙を勧めていますし、家族内で喫煙者がいる場合には、そのかたに屋内で吸うことを控えてもらうようにお伝えしています。

〝味気ないサプリ〟より〝おいしい食事〟

関節リウマチの症状を抱えているかたが、「少しでもよくなりたい」と考えて、いろいろなことを試したくなる気持ちはよくわかります。

その一例として、「関節にいいというサプリメントを飲んでもいいですか？」と聞かれることがよくあります。

私は基本的に、サプリメントを否定も肯定もしませんので、金銭的に余裕のあるかたなら試してもいいかもしれません。

ただ、PART2で詳しくご説明したように、**今は関節リウマチへの効果が立証されている治療薬がいくつもある時代**で、その薬に保険が適用されます。

そして、その薬を中心に治療すれば、寛解《かんかい》・完治に到達できます。

ですから、お金が有り余っているわけでもない場合や、すでに関節リウマチの治療薬を使っている場合などは、効果がいまひとつわからず保険適用もないサプリメントで〝味気ない食事〟をするよりも、**「いま食べたい食材」や「大好物の料理」にその**

ぶんのお金をかけて〝本当においしい食事〟を取るほうが、いいのではないでしょうか。

それが、三食バランスよく、おいしく食べるということにもつながると思います。

なお、すでに**メトトレキサート（商品名：リウマトレックス）を飲んでいるかたは、葉酸《ようさん》が入っているサプリメントには注意**してください。医師は、メトトレキサートの量と、その量次第で現れる副作用をきちんと計算したうえで、メトトレキサートと葉酸錠剤を処方しています。ですから、成分表を見て、葉酸という文字が確認できたら、担当医に念のため相談するようにしてください。

外出時・運動時に関節が喜ぶ生活習慣&工夫

外出したときに、**「手洗い」「うがい」「マスク」「アルコール消毒」でウイルスへの感染対策を取る**ことは、新型コロナウイルス感染症（COVID-19）の流行が始まる前から、当院の関節リウマチの患者さんにお勧めしていたことです。

特に秋〜冬の時期は、インフルエンザウイルス対策として、これらをいっそうこまめに行うようにアドバイスしていました。

なんらかの感染症になってしまうと、関節リウマチが悪化するのは間違いありません。その感染を抑えようと正常免疫が働くのですが、それが関節リウマチの異常免疫までも活性化させてしまうからです。

また、治療薬を使っているならば、その使用を一度ストップしなければならないかもしれません。

ですから、かからなくていい感染症はきちんと防ぐようにするべきなのです。

しかし、コロナ禍を経験したことで、「手洗い」「うがい」「マスク」「アルコール消毒」はもう、一般にかなり浸透していると思います。今後もぜひ、その習慣を続けていってください。

関節に負担をかけすぎない運動を

関節リウマチのかたにお勧めできる運動は、ずばり「散歩」です。

ただし、痛みや腫れが現れているときは、無理に行うことはありません。

また、痛み・腫れがないときでも、ジョギングなどで走る必要はありません。関節への負荷がかなり増してしまうからです。

ですから普段は、近所を散歩する程度で十分です。

それだけでも、地面からの衝撃などの負荷が少ない状態で**関節の可動域維持・筋肉の機能維持の面でプラスに作用**します。

また、散歩には運動による効果だけでなく、ストレス発散の効果もあります。その意味では、ウインドーショッピングでもほぼ同じメリットを享受できるでしょう。

もし、「散歩をするだけでは物足りない」と感じたら、近所のプールに出向いて、**「水中ウォーキング」をするのもお勧め**です。

水中では浮力が働くので、関節にかかる負荷はほとんどゼロ。陸上で動かす場合と比べて、関節を傷める心配も少なくてすみます。

一方、水圧に逆らって前進するので、**筋肉を効率的に刺激でき、関節の可動域維持の効果も持ち合わせています。**

ただし、関節リウマチの大敵である冷えを防ぐため、温水プールで行うようにしてください。

散歩にしても水中ウォーキングにしても、時間や頻度に決まりはありません。痛みがなく、「体を動かしたい」と思ったら行えばいいですし、「外に出たくもない」という気分のときは、やらなくてもまったくかまいません。

〝自分の体からの声〟をよく聞いて、無理のない範囲で気持ちよく行ってください。

楽に動けるようになる「靴のポイント」

外出時に履く「靴」では、関節リウマチのかたが歩きやすくなる目安があります。

- **かかと（ヒール）の高さは2〜3㎝以下**
- **かかと・土踏まずの部分がしっかりサポートされるもの**
- **インソール（中敷）に適度な硬さがあるもの**
- **靴底にはクッション性のあるもの**
- **脱ぎ履きが簡単で、履いたときに靴の中で指を曲げたり動かしたりできるもの**

［ こんな靴を選ぼう ］

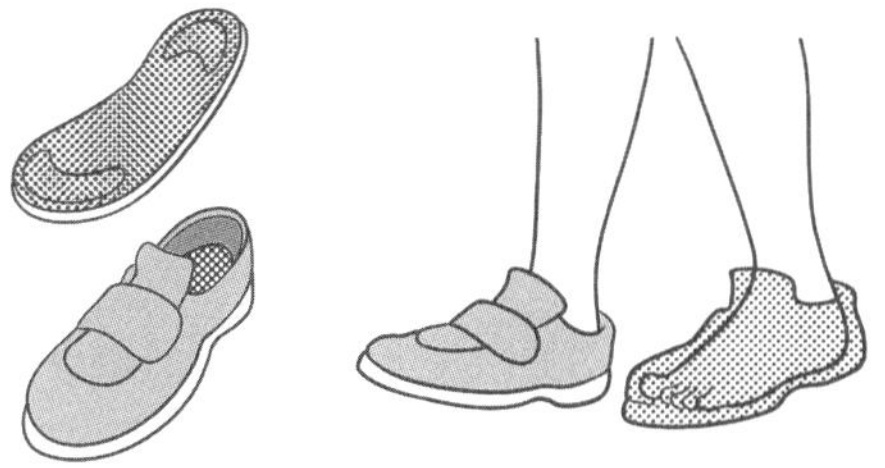

こうした特徴のある靴を選んで履くようにすると、特に下半身の関節に症状があるかたでは、ぐっと楽に動けるようになるはずです。

服・アクセサリー・バッグの選び方

身につけるものでは、**服は「柔らかい素材」「肌触りのいいもの」をチョイス**するといいでしょう。そうした服ならば、仮に外出先で関節の違和感が出ても、動きを邪魔しないからです。逆に、硬い素材・肌触りの悪い服を着ていると、痛みが増すケースがよく見られます。

アクセサリー類は、出かける間だけつけるものならば、それほど気にしなくていいと思います。**おしゃれをしたいという気持ちを我慢する必要はありません。**ただ、あまりに大きくて重い指輪は、避けておくほうが安全です。

また、特に指輪に関して言うと、手の指の第２関節が腫れることで、好きな指輪を思いどおりに外したりつけたりできないことがあります。また、以前はそうでもなかったのに、きつく感じられるケースもよく見られます。

となれば、腫れが治まったときなどに外し、そのまま生活すればいいようですが、例えば「結婚指輪だから常に身につけておきたい」という人もいらっしゃいます。そうした場合は、腫れがだいぶ治まるまでの間、一度外してネックレスとして身につけておくように提案しています。

バッグでは、ショルダーバッグやハンドバッグなど**〝体の片側だけに掛けるもの〟**

だと、肩やひじなど一つの関節だけに負荷が集中してしまうので、注意が必要です。

理想を言えば、バッグの中身を含めた重さを全身に分散でき、しかも両手を空けられるリュックということになります。

どうしてもリュックを使えず、ショルダーバッグやハンドバッグを使わなければならない場合は、**最低限のものだけ入れて軽くし、左右でこまめに持ち替える**ようにしましょう。

「冷え」「温度差」はアイテムで賢く予防！

関節リウマチの症状があるかたにとって、「冷え」は厳禁です。冷えれば冷えるほど、痛みを感じやすくなり、度合いもひどくなりやすいのです。

頭の先から足先まで、できるだけ温かい温度を一定に保てるように意識してください。冬だけでなく、夏も空調機からの風に注意するようにします。

外出するときは、屋内と屋外の「温度差」の影響を少なくする工夫をするようにお勧めします。

手袋・マフラー・ショール・スカーフ・ひざかけ・厚手のソックスなどをフル活用

し、**手足の指などの末端を中心に、関節が冷えないように注意**しましょう。

また、家の中でも、入浴の前後、部屋と廊下を出入りするときには温度差が生まれやすいので、気を配ってください。

ちなみに、こうした「温度の差」のほか、**「気圧の差」「湿度の差」も、関節リウマチの悪化要因**になります。

この2つについては、対策が取りにくい問題なのですが、台風や雨が来る前に関節の痛みが増すのは、気圧と湿度が大幅に変わるからなのです。天気予報などで事前に情報を得て、外出の予定が入っている場合には日程をずらすなど、無理をしないようにしましょう。

ストレスは〝ゼロ〟を目指さず〝うまく発散〟

ストレスも関節リウマチが悪化する要因になります。しかし、現代社会で毎日暮らしている限り、〝防ぎようのないもの〟という一面もあると思います。

そのため、当院の患者さんに対しては、「ストレスのない状態が理想ではありますが、ゼロにするのは難しいので、うまい発散方法をいくつか持つようにしましょう」

とアドバイスしています。

旅行するのでも、映画を観るのでも、どんなことでもかまいません。自分がストレス発散を感じられる趣味を持つことをお勧めします。

そして、〝受けなくていいストレス〟は、うまく避けるように生活していくのがいいでしょう。

そう考えると、人間関係でストレスを感じる人は非常に多いので、体調を崩してまで「嫌な人」「付き合いたくない人」に会わなくてもいいと思います。

仕事上でどうしても会わないといけない人の場合はしかたありませんが、避けることができるストレス相手とは、極力会わないようにしていいと思います。

「快眠」「快浴」で免疫力を高めてリウマチを撃退しよう

関節リウマチを上手に克服するなら、「睡眠」や「お風呂」といった日常の生活習慣も軽視できません。

ほぼすべての人が毎日、一定の時間をかけているものだけに、ちょっとした工夫を取り入れるだけで〝ちりも積もれば山となる〟のプラス効果が高く、全身の総合的な健康度を向上させるうえでも大いに役立ちます。

免疫システムを助ける睡眠とは？

関節リウマチのかたでは、**「良質な睡眠」を「充分に取ること」が重要**です。

良質な睡眠とは、毎朝起きたとき「よく寝たな」「疲れが取れたな」と思える睡眠。できれば6時間以上の睡眠時間が理想的です。

そもそも睡眠は、成長期の子どもならまさしく「成長するため」に眠りますが、大人にとっては「疲れを癒して翌日に健康をつなぐため」に眠る要素が高くなります。逆に言えば、**寝不足でいれば、筋肉の疲労は取れないし、免疫機能も回復しません。**

ですから当然、「よく寝られなかった」「疲れが抜けない」という睡眠しか取れないでいると、関節リウマチにとってもマイナスなのです。

とはいえ、痛みや腫れが強いときには、うまく寝つけないケースも出てきます。また、リウマチだけでなく、日常生活でのストレスも重なって、不安などからよく眠れないという患者さんも多くいらっしゃいます。

そうした場合には、自律神経（意志とは無関係に心臓や血管などの働きを制御している神経）のバランスを整えるような工夫をしてみてください。

自律神経のうち、活動的なときに優位になる「交感神経」が緊張した状態では、なかなか眠れません。そこで、休息時に優位になる「副交感神経」が優位になる工夫をしてみましょう。

気分の落ち着くアロマの香りに癒されるのもいいですし、**好きな音楽や本を楽しむ**のもいいでしょう。**寝る時間の30分～1時間ほど前に入浴し、血流がよくなった状態**

で、**心身ともリラックスさせて床につく**のもお勧めです。

反対に、眠る直前までスマートフォンやテレビに熱中していると、交感神経が優位なままになってしまうので、できるだけ控える意識を持つようにしてください。

こうした工夫をこらしても、「どうしても寝つけなくてつらい」という場合は、市販の睡眠導入剤を使っていいと思います。いま飲んでいる薬との飲み合わせが心配ならば、担当医に相談してください。

これも治療の一環というつもりで、免疫システムの助けになる「快眠」を心がけましょう。

ぬるめのお湯で副交感神経を優位に

入浴については、「快浴」といえるバスタイムを楽しむのがいいでしょう。

入浴スタイルは、**肩までお湯に浸かる「全身浴」がお勧め**です。

お湯に浸かっているところ・浸かっていないところで温度差が出てしまう「半身浴」よりも、全身浴で首から足の先までゆったり温めるようにしましょう。

お湯の温度については、熱すぎると交感神経優位の状態になってしまいます。**炎症**

や腫れがひどい時期には、症状が悪化する可能性もあります。

そのため、40度前後のぬるま湯程度で、副交感神経優位のリラックス状態になることを〝いちばんの目的〟にしたバスタイムにしていきましょう。

ぬるめのお湯でも、長く浸かりすぎると交感神経がまた優位になってしまうので、バスタブに入っている時間は15分以内がいいと思います。

お風呂で温まったときには、関節の可動域（動かせる範囲）が広がりやすいので、その15分で簡単にできる「ゆるストレッチ」を行うのもいいでしょう。「グーチョキパーじゃんけん」や「指回しストレッチ」であれば無理なく行えます。

お風呂から出た後も、絶好のゆるストレッチタイムです。気になる関節をほぐして、そのまま布団に入るのがいいでしょう。

睡眠の重要性については先にお話ししたとおりですが、入浴後にあれこれ活動してしまうと、せっかく入浴でリラックスしたのに、うまく寝つけるチャンスを逃してしまいます。

ですから、翌日の準備など、「明日までにやっておかなければならないこと」はすべて終えてから、ゆったり入浴することを習慣にしてください。

＼これだけ守れば大丈夫！／

気をつけたい⑫の生活習慣

［食事］

習慣① 3食バランスよく、おいしく食べる

習慣② アルコールは適量にとどめる

鉄分の不足に気をつけて！

サプリメントよりも、食材からの栄養を

［運動］

習慣③ 近所を散歩する

痛みや腫れがあるときなど、無理は厳禁！

［衣類］

習慣④ 靴は履きやすさ、歩きやすさを重視

習慣⑤ 服は柔らかい素材、肌触りのいいものを

習慣⑥ 羽織ものなどで、冷えを予防する

習慣⑦ バッグは片側に重さが集中しない工夫を

［日常生活］

習慣⑧ ストレスをうまく発散する

習慣⑨ ぬるめのお湯で全身浴をする

習慣⑩ 6時間以上、良質な睡眠をとる

アロマの香りや音楽で副交感神経のスイッチをON

＊必ず守るべきこと＊

習慣⑪ 「手洗い」「うがい」「マスク」「アルコール消毒」で感染症予防

習慣⑫ タバコは止める

PART

5

リウマチを治す主人公は「あなた自身」

漫然と治療を受ける〝受け身の姿勢〟ではなく、〝積極的な姿勢〟で関節リウマチと向き合えば、治せる確率はさらにアップします！

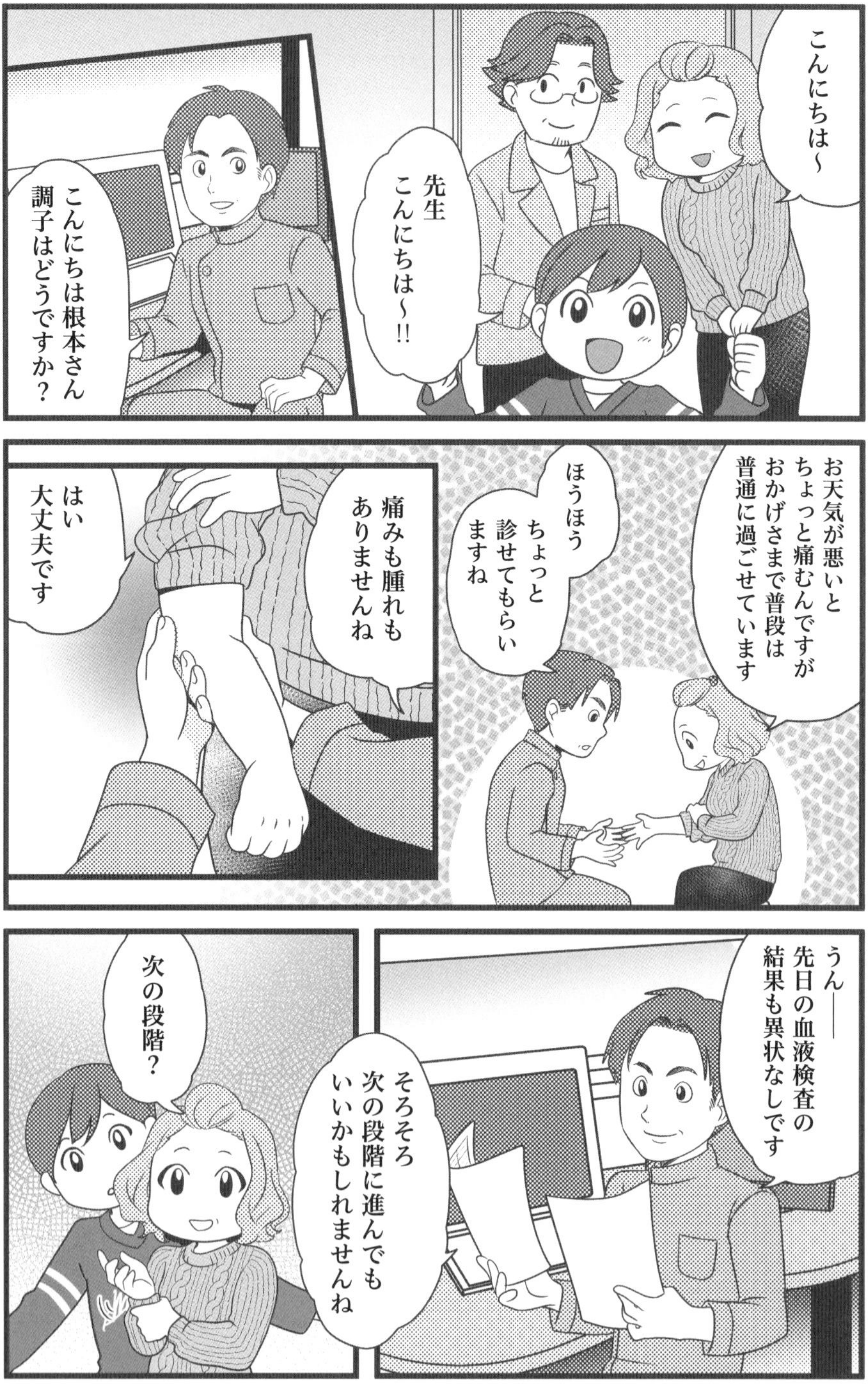
こんにちは～
先生 こんにちは～!!
こんにちは根本さん 調子はどうですか？
お天気が悪いと ちょっと痛むんですが おかげさまで普段は 普通に過ごせています
ほうほう ちょっと 診せてもらい ますね
痛みも腫れも ありませんね
はい 大丈夫です
うん―― 先日の血液検査の 結果も異状なしです
そろそろ 次の段階に進んでも いいかもしれませんね
次の段階？

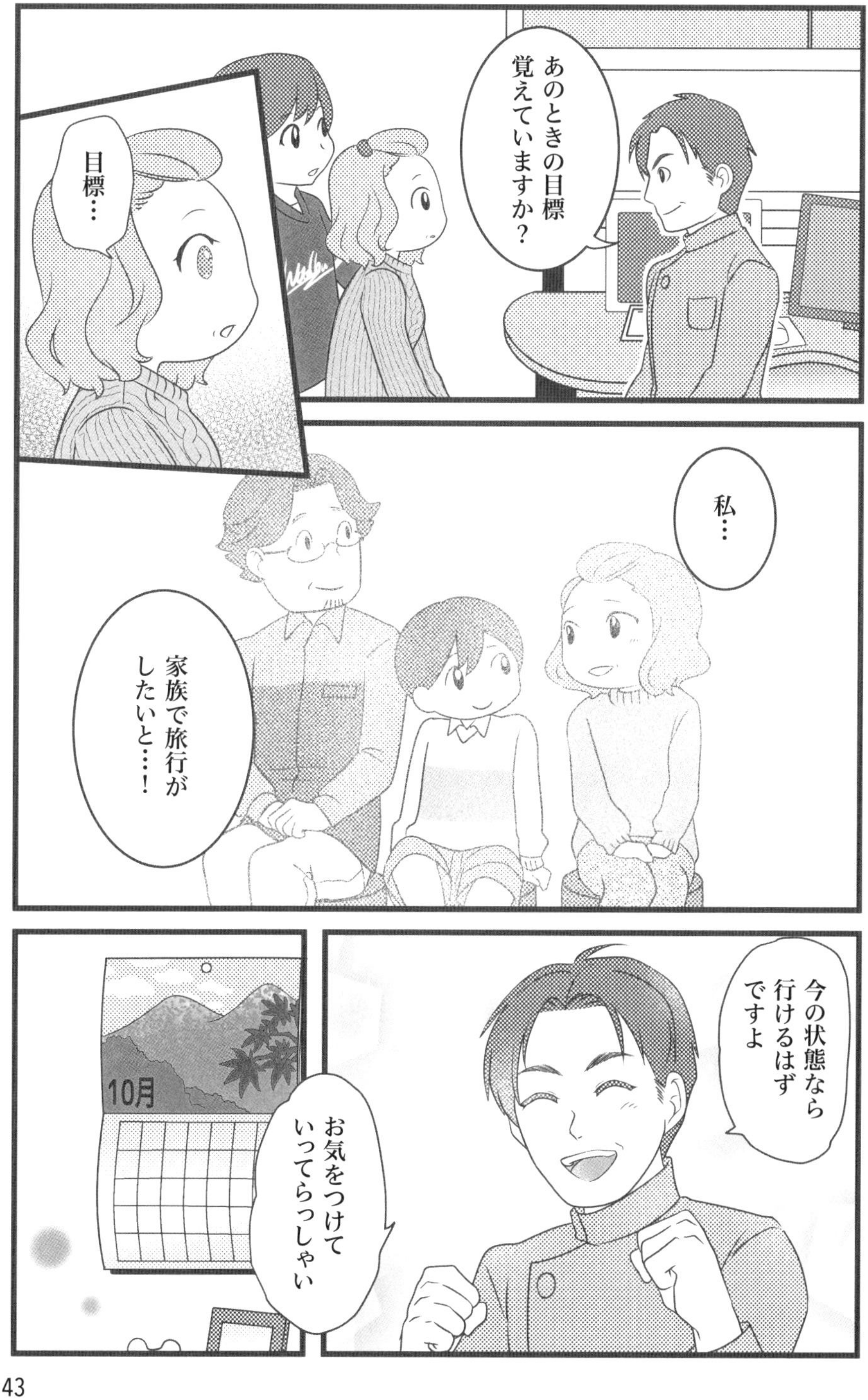
あのとき の目標
覚えていますか？
目標…
私…
家族で旅行が
したいと…！
今の状態なら
行けるはず
ですよ
お気をつけて
いってらっしゃい
10月

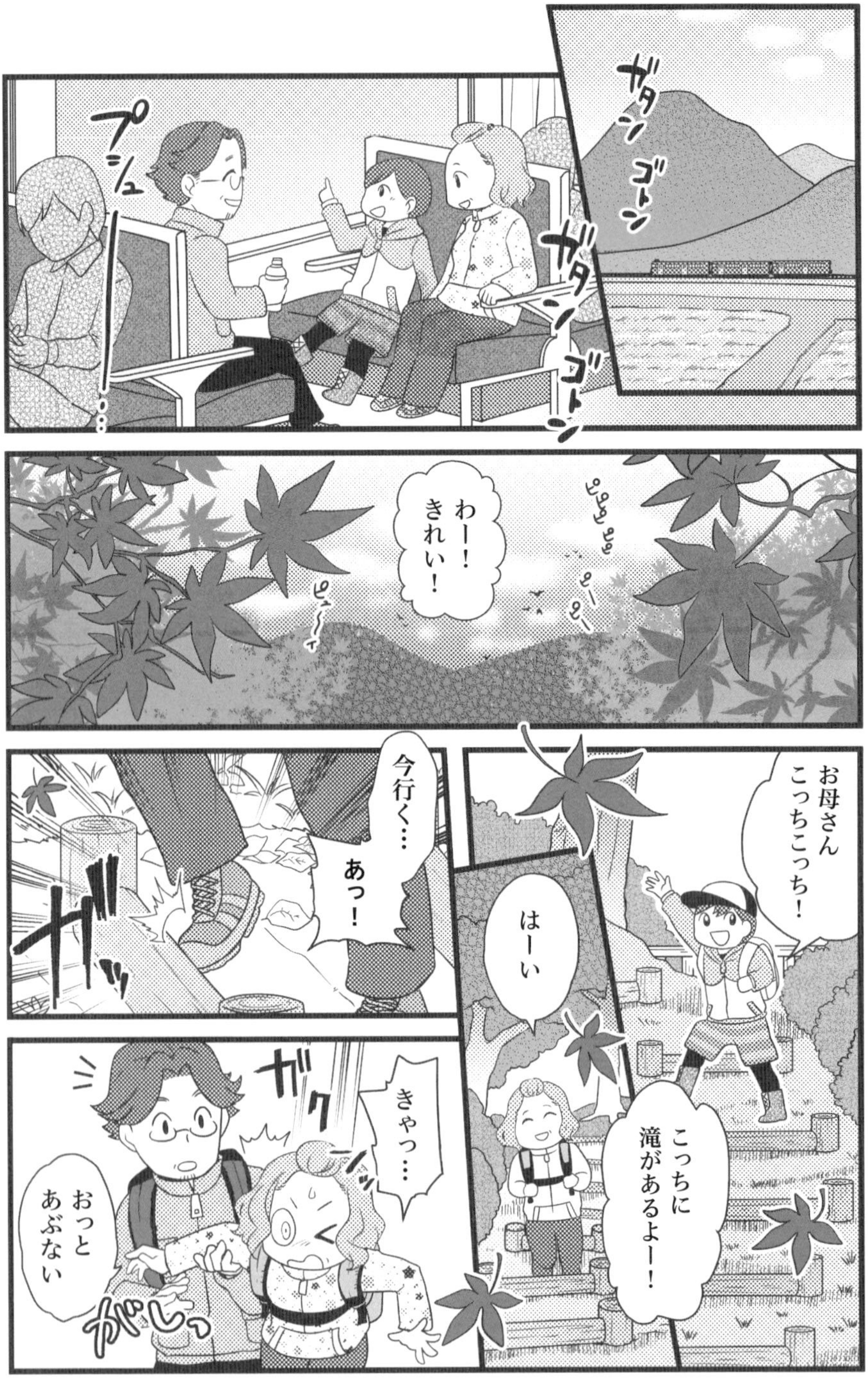
ガタン ゴトン
ガタン ゴトン
プシュー…
わー！きれい！
ピュ〜ィ
お母さんこっちこっち！
はーい
こっちに滝があるよー！
今行く…
あっ！
ガッ
きゃっ…
ガクッ
おっとあぶない
がしっ

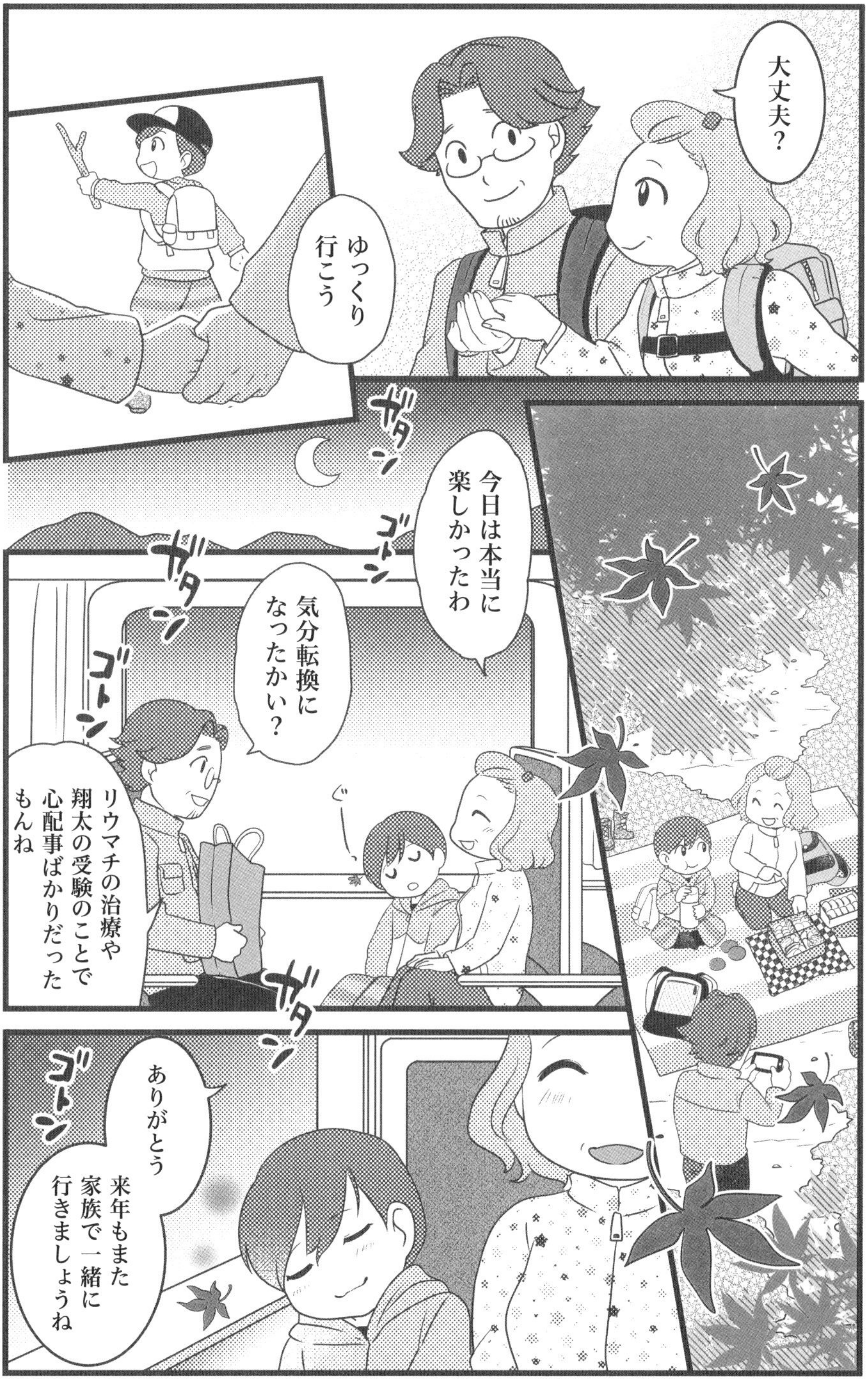
大丈夫？
ゆっくり
行こう
ガタン
ゴトン
今日は本当に
楽しかったわ
気分転換に
なったかい？
ガタン
ゴトン
リウマチの治療や
翔太の受験のことで
心配事ばかりだった
もんね
ぐー
ガタン
ゴトン
ありがとう
来年もまた
家族で一緒に
行きましょうね

「頑張りすぎず、ゆるく生活しよう」ぐらいがちょうどいい

この最終章では、これまでの内容の実現を後押しする「気持ちの持ちよう」や、「医師・病院との付き合いかた」「経済的負担」「合併症の予防策」などについてお話しします。

さらに、「新型コロナウイルスと関節リウマチの関係」についても、リウマチ専門医としての考えをご説明したいと思います。

こうした知識・情報も身につけておけば、もう心配することはないはずです。

早速、関節リウマチを治すうえでの〝総仕上げ〟に取りかかりましょう。

関節リウマチとは〝うまく付き合う〟気持ちで

関節リウマチにかかると、「どうしよう」「こわい」と不安になったり、「頑張って治さなきゃ」「早く治さないと」と焦ったりする気持ちになるのはよくわかります。

ただし、痛みや腫れがひどい期間でなくても、そのような不安や焦りが常に頭から離れず、関節リウマチのことが頭の中の〝一丁目一番地〟にあると、精神的にはかなりつらいと思います。

そうした状態が長く続くほど、PART4でお話しした「自律神経のバランス」は崩れやすく、本来は関節リウマチと無関係の嫌なこと・不都合なことが起きたときでさえ、「リウマチのせいだ」とネガティブ思考に陥りやすくなります。

〝うまくいくはずだった治療〟が、頓挫することも起こりえます。

これほどもったいないことはありません。

しかし、本書をここまで読んでくださったあなたなら、関節リウマチにまつわるおおよそのことを理解され、「どうしよう」「こわい」という気持ちはかなり収まったのではないでしょうか。

すると残るは、「頑張って治さなきゃ」「早く治さないと」という焦りの気持ちですが、**「焦るのは医者だけで十分」**と考えていただければいいと思います。

ひとことで言うと、**患者さんの気持ちとしては、**

「関節リウマチとうまく付き合いながら生活していこう」
「頑張りすぎずにゆるく生活していこう」
ぐらいがちょうどいいのです。

そう考えると、関節リウマチになったことで「できないこと」にばかりとらわれていた気持ちも変わり始めます。

関節リウマチでも、「ごはんをおいしく食べられる」「好きな音楽を聴ける」「映画を観に行ける」「きれいな洋服を買いに行ける」「好きな人と旅行も楽しめる」……。

このように、リウマチとうまく付き合いながら、「できること」「やりたいこと」を考えられ、「ワクワクすること」も感じられ、思考も実生活もポジティブなサイクルで回るようになるのです。

その好循環は、治療にも波及します。

薬の効果が現れやすくなり、「ゆるストレッチ」も楽しみながら続けられて、実際に「痛くない」「腫れていない」と実感できるときが増えていくはずです。

そして、「本当に治ってきた」「薬も止められそう」となれるのです。

こうした関節リウマチ克服のコツを、端的に表したキャッチコピーがあります。

「焦らず、あわてず、でもあきらめない」

これは、発症初期のかたにも、進行してしまったかたにも当てはまることです。

一人で悩まず、周りに相談しよう

関節リウマチの患者さんには、悩みを自分一人で抱え込んでいるかたが少なくありません。

「こんなに痛いのに、そしてつらいのに、どうして誰もわかってくれないの……」という思いは、その最たるものと言えるでしょう。

また、「炊事・洗濯・掃除などを以前のようにできない」「パートナーにストレスを与えてしまうかもしれない」「子どもの成績にも悪影響があるかもしれない」などと考えてしまうかたもいらっしゃいます。


そのつらさを軽減するためには、**家族や友人、職場の人などに、関節リウマチのことを少しでもわかってもらう必要があります。**

ですから、腫れ・痛み・こわばりなどの症状からくる悩みは、最初から一人ですべて抱え込まず、まずは周りの人たちに相談してみてください。
あまり気をつかわずになんでも話せる状況、いわゆる〝ぶっちゃけトーク〟ができる環境を作り、悩みを相談できるようになれば、かなりの問題を解決する糸口が見つかるはずです。

特に、一緒に長い時間を過ごす家族は大切です。**関節リウマチという病気を理解してもらったうえで、なにごとも相談できる関係性を築くのが理想**と言えるでしょう。

例えば、手の指に症状が現れたせいで、毎日の家事がうまくできないとき——。なかには、関節リウマチの実態を知らないことで、「仮病じゃないの?」「怠けてる」などとひどい言葉を発して、まともに話も聞いてくれない旦那さんやお子さんもいるようですが、それでは悩みが深くなるだけです。

そう考えると、やはり83ページでお話ししたとおり、一度は家族に病院へ一緒に行ってもらい、医師の話を聞いてもらう機会を作るのがいいと思います。
それだけで、「私の関節リウマチのことをわかってくれない」という悩みが、かなり軽くなるはずです。

もちろん、この本を渡して読んでもらうこともお勧めします。

関節リウマチは、一人きりで克服できるものではありません。

医師や看護師はもちろん、家族や職場の人にも相談して〝味方〟を増やしながら、「できること」「やりたいこと」の可能性をキープしていってください。

「医師に聞いておきたい9カ条」と「いい病院を見つける3ステップ」

いい医師や病院も、できるだけ早く見つけたいところです。

では、どちらを優先すべきかというと、私は圧倒的に医師のほうだと思います。患者さんと医師の間にきちんとした信頼関係があれば、病院がどうであろうと、大きな差はありません。

また、少しスケールの大きな話になりますが、病院を建てたり継続させたりするのは医師なので、皆さんから選ばれるような医師が日本中で増えていけば、関節リウマチの診療体制などがよりよくなっていくはずなのです。

信頼できる医師・できない医師の見極め方

そこで、「医師に聞いておきたい9カ条」を以下にまとめました。

これらの項目を担当医に聞いてみて、**きちんと答えてくれる医師を選ぶことが、き**

医師に聞いておきたい9カ条

医師との信頼関係が欠かせないリウマチ治療。
いい先生と出会い早期の完治を目指すために、以下の質問をしてみよう。

1 関節リウマチとは、どんな病気？

病気の発症・進行などのメカニズムをわかりやすく説明してもらう。

2 現在の病状（病気の段階）は？

現在のリウマチの状態（ステージ）をきちんと教えてもらう。

3 今後の治療方針（治療戦略）は？

どんな薬を使うのか、どんな変化が見込めるのかの説明を受ける。

4 治療目標は？

どのような状態を目指して治療を行うのかの認識を一致させる。

5 普段の生活はどうすればいい？

日常生活のなかで「気をつけるべきこと」を教えてもらう。

6 薬の副作用は？

治療に使う薬の効果と、起こりうる副作用を確認しておく。

7 ステロイド薬は使う？　使わない？

炎症を取るためにステロイド薬を使用するかどうかを確認する。

8 現在抱えている不安について

どんな相談にも親身になって答えてくれる医師を選ぶ。

9 経済的負担について

薬の費用について、わかる範囲であらかじめ聞いておく。

ちんと関節リウマチを治すことにもつながっています。

信頼できない医師のところで、時間を浪費したり不安を増幅させたりするのは、寛《かん》解《かい》・完治を遠ざける要因になりますから、「これはどうしても譲れない」ということがあれば早めに見切りをつけるほうがいいでしょう。

①「関節リウマチとは、どんな病気？」

そもそも、関節リウマチという病気を、誰にでもわかりやすく説明できない医師は、きちんと治療することができません。

②「現在の病状（病気の段階）は？」

患者さんの関節リウマチの状態をあやふやにせず、初期・中期など病気の段階（ステージ）を言える医師は、適切な薬を出してくれます。

③「今後の治療方針（治療戦略）は？」

具体的には、**「どのような薬を使って治していくのか」「その治療を受けるとリウマチがどのように治っていくのか」「もしもよくならない場合はどうするのか」「よくなった場合には薬を止められるのか」**などを事前に聞いておくと、〝余計な心配〟をせずにすみます。

④「治療目標は?」

②で「現状」がわかり、③で「治療法」がわかるので、あとは将来のゴール地点＝「目標」です。「寛解」を目指すのか、「低疾患活動性」を目指すのか、**医師と患者さんの目標を一致・共有させるべき**です(62ページ参照)。

当院の場合は、患者さんの視点から具体的に、「山に登りたい」「マラソンを再開したい」といった形でも目標設定をして、ともに治療に取り組みます。

⑤「普段の生活はどうすればいい?」

日常生活のなかで、自分の病状に合った「やってはいけないこと」「気をつけたほうがいいこと」を教えてもらいましょう。悪化のリスクを減らせます。

⑥「薬の副作用は?」

「治療に使う薬の効果」と「飲み続けることで起こりうる副作用」は、確実に聞いておきましょう。そして、その副作用が気になる場合、例えば妊娠を希望していて、メトトレキサート(商品名:リウマトレックス)を使えない(74ページ参照)ようなケースでは、代替薬の有無も確認しておきましょう。

さらに、「その薬を飲まなければ病状がどのように変化すると予測できるのか」についても、説明してもらうのが理想です。

⑦「ステロイド薬は使う？　使わない？」

炎症を取るためにステロイド薬を使うのか否か、医師に聞きましょう。使うなら、その期間も聞いてください。3カ月以内の使用がベストです（82ページ参照）。

⑧「現在抱えている不安について」

83ページでお話ししたように、**関節リウマチにまつわる悩みは一人で抱え込まず、周りに相談**しましょう。たとえ人生相談のようになってもかまいませんので、きちんと答えてくれて、安心できる医師を選びましょう。

⑨「経済的負担について」

関節リウマチを治すために、最も経済的な負担が発生するのは薬の費用です。79ページの表も参考にしつつ、自分がどんな治療を受け、どのくらいの費用がかかりそうなのか、わかる範囲であらかじめ聞いておきましょう。

また、負担を軽減できる制度もあります。加入中の**健康保険での高額療養費払い戻し制度を利用**したり、**確定申告での医療費控除の還付申告**などもできたりする可能性がありますから、具体的な相談をどこですればいいのか聞いてみましょう。

PART1やPART2でお話ししたように、関節リウマチを治すためには、早期治療が非常に重要です。

初めから最適な薬を使って関節破壊を抑えるためにも、治療費のことは当初から聞いておくほうがいいと思います。

以上の9項目すべてに答えられる医師は、なかなかいないかもしれません。それでも、親身になってくれる医師は必ずいます。参考にしてみてください。

〝ひとつのチーム〟で治療を行う病院が理想

前項の「いい医師」に出会うことに関連して、補足的に病院選びについても触れておきましょう。

私は、次のような3つのステップを踏むのがいいと思います。

①**通院可能な曜日・時間・頻度に合う病院**を、インターネットや病院案内本などから探す

↓

②**ホームページや電話で、いくつかのことを確認**する

・何か問題が起きた場合に、医師に直接聞くことができる環境か否か

・治療に関係する制度・保険などについて、気軽に相談ができる窓口や職種があるのか否か
・治療について、病院内のあらゆる職種が〝ひとつのチーム〟のように連携が取れているのか否か

↓

③「これならいいかな」と思える病院に行き、前項の内容を**医師と話してみて、相性を確認**する

このように、やはり**「自分に合った主治医がいる医療機関」がベスト**です。

ただ、その他の疾患がすでにあるかたの場合は、大学病院や総合病院など、1つの医療機関で診療されるのが、複数の診療科の連携の都合上、安心できるかもしれません。②の段階で、この点も確認しておくといいでしょう。

関節リウマチの合併症は防げる！ 新型コロナのリスク低下の期待も

関節リウマチの治療で薬を長期的に服用すると、合併症としてさまざまな障害が現れることがあります。

基本的には、血液検査や診察ごとの症状の変化などから、医師がリスクの度合いをきちんとチェックしていますが、どのような症状が現れるのかおおよそ知っておけば、きちんと防ぐことができます。

合併症予防に自分でもできることがある

合併症の臓器障害が現れやすいのは、「肺」「肝臓」「腎臓」などの器官です。すべてに共通して**早期に気づくカギは、「著しい倦怠感」**があること。ほかにも、それぞれについてポイントがあるので覚えておきましょう。

●肺の障害に気づくポイント

「38度以上の高熱がある」「咳《せき》が続いて痰《たん》がからむ」「仕事や家事でいつもと同じ動作をしているのに、呼吸が苦しい」「普段より唇の色が悪く、安静にしても改善しない」

●肝臓の障害に気づくポイント

「眼球・皮膚に黄疸《おうだん》が出る」

●腎臓の障害に気づくポイント

「靴下を脱いでしばらくしても、靴下の跡が消えない」「浮腫《ふしゅ》（むくみ）の部分を押すと、へこんだまま戻らない。または、戻りが非常に遅い」「体重が急激に増加した」

また、薬の作用とは関係なく、関節リウマチの特徴である炎症が、関節だけでなく全身で起こることもあります。

●間質性肺炎

関節リウマチの合併症として、昔からよく知られているのが間質《かんしつ》性肺炎です。

肺には、「肺胞《はいほう》」という袋状の組織がつまっていて、そこで酸素と二酸化炭素の交換を行っています。この肺胞どうしの間を埋めて、肺胞の〝壁〟の役割をしているのが「間質」なのですが、ここに炎症が起こり、次第に線維化していくのが「間質性肺炎」です。

実際に起こると、肺は弾力を失って硬くなり、呼吸効率が悪くなるので、息切れや呼吸困難などに注意しましょう。

●リウマトイド血管炎

一方、関節リウマチに伴って、血管の壁に炎症が発生したものは「リウマトイド血管炎」と呼ばれます。

これが皮膚の小さな静脈で起こると、症状としては「皮疹《ひしん》」「発疹《はっしん》」「紫斑《しはん》」などが現れることがあります。中小の動脈に起こると、「皮膚の潰瘍」「手足の指の壊疽《えそ》」などが起こります。

心臓・肺・腸・腎臓・睾丸《こうがん》・リンパ腺などの臓器で、「動脈炎」として起こることもあります。心臓の血管での炎症は心筋梗塞を招く恐れがあるので、要注意です。

末梢《まっしょう》神経を養っている血管に起こると、「しびれ」や「感覚麻痺」が現れます。

血管炎が特に重症だと、特定疾患に指定される「悪性関節リウマチ」と診断され、医療費の補助が受けられます。

●シェーグレン症候群

関節リウマチと同じく、自己免疫異常で起こるとされている「シェーグレン症候群」も、合併しやすい病気です。

こちらは、涙を出す涙腺や、つばを出す唾液腺に炎症が起こるので、眼の乾き（ドライアイ）や口の乾き（ドライマウス）が起き、それに伴って角膜が傷ついたり、虫歯になりやすくなったりします。唾液腺の炎症が激しくなると、耳の下（耳下腺）が腫れることもあります。

また、半数ぐらいの人に、うつ症状が現れるとされています。

●続発性アミロイドーシス

関節リウマチの炎症を抑えられない状態が長く続くと、炎症に伴って発生する異常なたんぱく質が臓器に沈着し、その臓器に機能障害が起こる場合があります。

この異常なたんぱく質がいったん臓器に沈着してしまうと、取り去るための有効な治療法はありません。そのため、関節リウマチの炎症をコントロールすることが最も大切なのです。

●骨粗鬆症

骨粗鬆症《こつそしょうしょう》とは、鬆《す》が入ったように骨の中がスカスカになり、骨がもろくなる病気です。そのため、わずかな衝撃でも骨折をしやすくなります。

関節リウマチに伴って現れる骨粗鬆症では、厳密に言うと2つのタイプの骨粗鬆症が併存しているのですが、いずれも「痛みによる運動不足」が関係していると考えられています。

●貧血

貧血（鉄欠乏性貧血）も、関節リウマチではよく併発します。

繰り返しますが、これらの合併症については、医師がリスクの度合いをきちんとチェックしています。そのうえで、患者さんのほうでもできることがあります。

バランスのよい食事をして、良質な睡眠を取り、動けるかたは無理のない範囲で動き、できるだけストレスのない生活を送る――。

まさに、**本書のPART3とPART4の内容の実践が、合併症の予防にもつながっている**ということなのです。

新型コロナウイルスと関節リウマチの共通点

2020年、新型コロナウイルス感染症（COVID－19）に関するニュースが世界中を席巻《せっけん》しました。

そのため、このウイルスに感染して発症するメカニズムに、免疫システムの暴走が関わっているとご存じのかたも多いはずです。

新型コロナウイルスに感染すると、8割は軽症ですむものの、残りの2割は重症化してしまう。そして、そうしたかたがたの体内では、「IL－6（インターロイキン－6）」という物質が過剰に分泌され、免疫細胞が過剰に活性化し、感染した細胞だけでなく正常な細胞も攻撃してしまう――。

コロナ禍で盛んに耳にした**サイトカインストームとは、このような免疫異常の状態であり、強い炎症反応が関わっている**のです。

ここで、本書を読み進めてきた皆さんなら、ピンとくることがありませんか？

この本の前半部分で何度も登場したように、IL－6は関節リウマチの発症メカニズムに密接に関わっていて、治療薬の生物学的製剤やJAK阻害薬のなかには、IL

－６の働きを抑えたり発生を抑えたりするものがいくつもあります。

つまり、**新型コロナウイルスと関節リウマチには、発症・重症化のメカニズムに大きな共通点**があり、そのポイントを抑えることが治療のカギを握っているということなのです。

ですから実際、関節リウマチの治療薬で、ＩＬ－６の働きを抑える作用のある「アクテムラ」（一般名：トシリズマブ）という薬は、米国や欧州などで新型コロナウイルスの重症者に対する緊急使用許可、承認を得て、多くの臨床現場で使用されています。

日本でも、２０２２年1月21日、**中等症Ⅱ～重症の新型コロナウイルス肺炎の患者さんを対象とした使用が厚生労働省から承認されました。**

そのため、健康上の問題は何もない人が新型コロナウイルスを怖がって、「アクテムラを使ってくれませんか」と私のクリニックに来るぐらいです。

もちろん、丁重にお断りしましたが、当院の患者さんからも同様に、新型コロナウイルスと関節リウマチの関係性を頻繁に聞かれるようになったのは事実です。

そこで私は、すでにIL－6を抑える薬を使っている患者さんなら、「コロナ感染を過剰に気にする必要はない」「万一感染したとしても、サイトカインストームが起きづらく、肺炎も起きづらいので、重症化する確率は非常に低いと思う」とお伝えしています。

要するに、**新型コロナウイルスへのリスクが低下する可能性が高いのではないか**ということです。

実際、2020年春以降に当院にいらっしゃった関節リウマチの患者さんは数千人にのぼりますが、新型コロナウイルスに感染したかたは一人もいません。

こうした内容を知ることは、関節リウマチの患者さんにとっては〝光〟になると考えています。

「関節リウマチのうえにコロナなんて……」とマイナスに考えるのではなく、以前と変わらずフラットな状態でいられるうえ、むしろ「リウマチありがとう」「アクテムラのおかげでラッキー」とプラスに考えられる人もいらっしゃるからです。

新型コロナウイルスでも関節リウマチでも、症状を抑えるために薬は必要です。私も今以上に知識や技術を磨くことで、医師として最大限のサポートをしたいと思っています。

ただし、あなたの体の面倒を毎日必ずみることができるのは、あなただけ。**自分自身で病気に向き合う姿勢が、完治へのカギを握っています。**

そう考えると、大変と感じるかもしれませんが、ここまで読んできたあなたなら、きっと大丈夫。

本当に有効な対策を取れば、病気を克服して健康な体で毎日を過ごすことも夢ではありません。

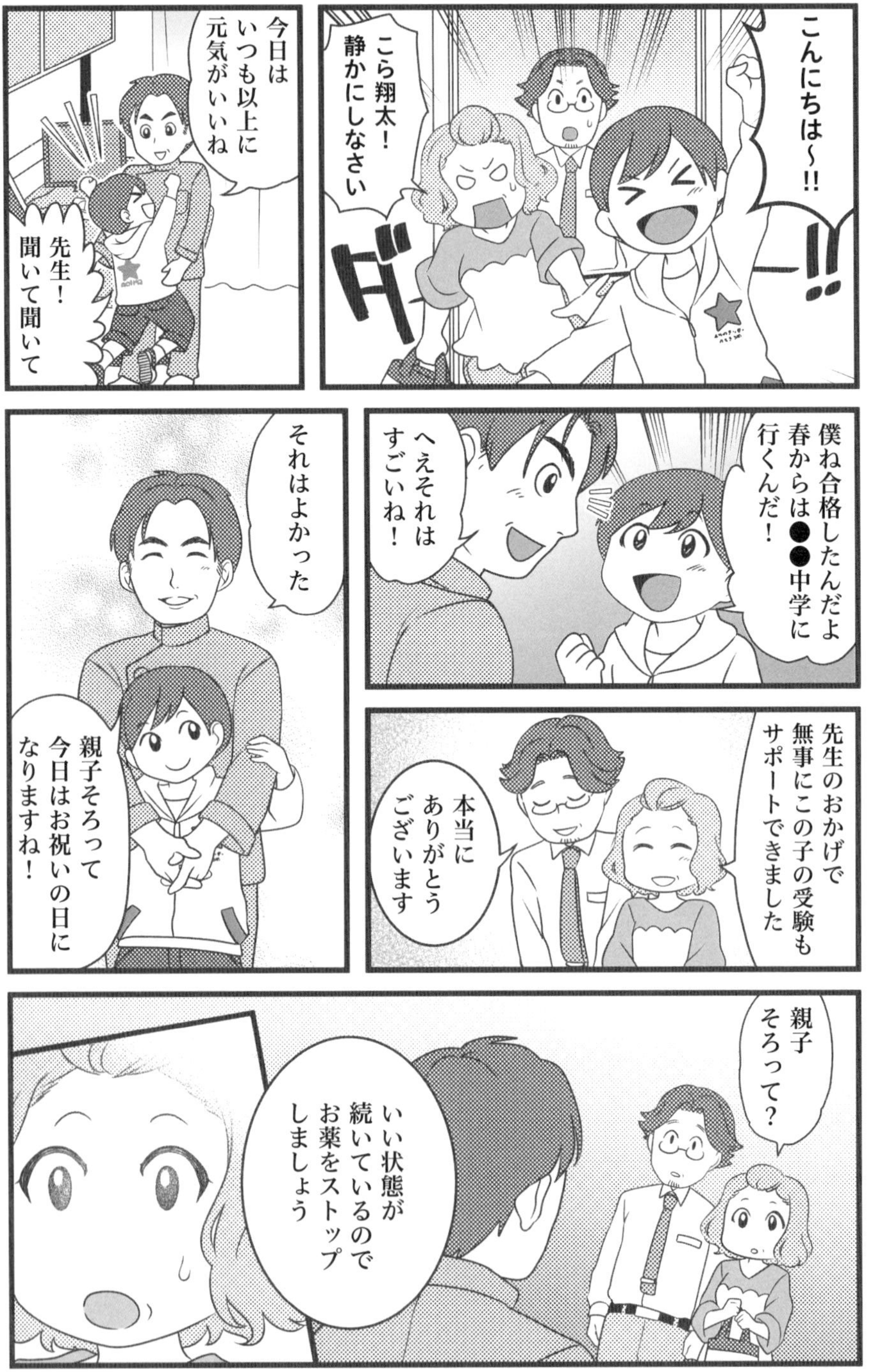
こんにちは～!!
ダーー!!
こら翔太！
静かにしなさい
今日は
いつも以上に
元気がいいね
先生！
聞いて聞いて
僕ね合格したんだよ
春からは●●中学に
行くんだ！
へぇそれは
すごいね！
それはよかった
先生のおかげで
無事にこの子の受験も
サポートできました
本当に
ありがとう
ございます
親子そろって
今日はお祝いの日に
なりますね！
親子
そろって？
いい状態が
続いているので
お薬をストップ
しましょう

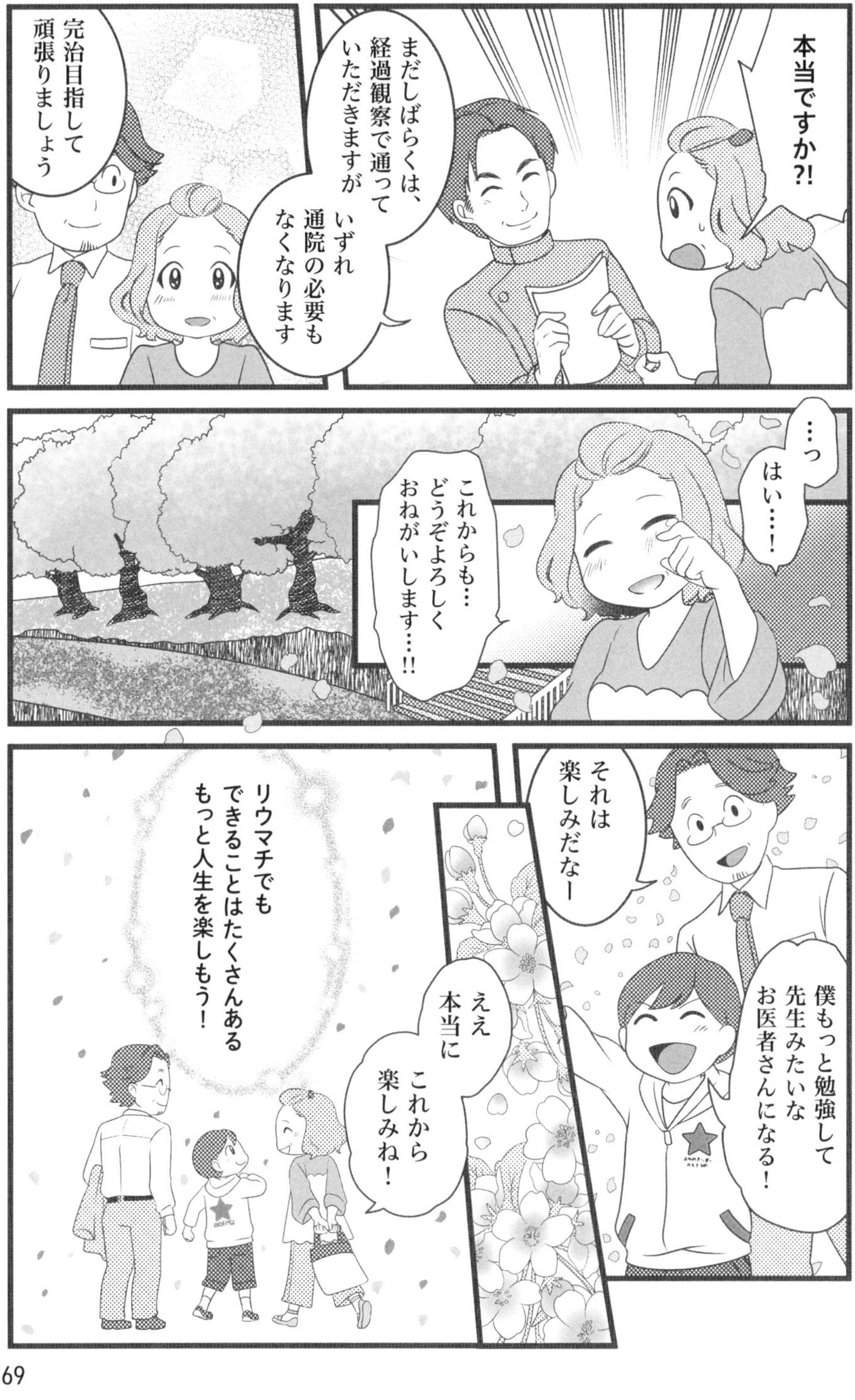
本当ですか?!
まだしばらくは、経過観察で通っていただきますが　いずれ通院の必要もなくなります
完治目指して頑張りましょう
…っはい…!
これからも…どうぞよろしくおねがいします…!!
それは楽しみだなー
僕もっと勉強して先生みたいなお医者さんになる!
ええ本当に　これから楽しみね!
リウマチでもできることはたくさんあるもっと人生を楽しもう!

おわりに

私は大学時代、ヨット部に所属し、競技ヨットの活動をしていました。

ヨットという競技では、予測のつかない波、目に見えない風などを相手にして、それらを味方にした者が勝利を手にします。そうしたヨットの操縦術には、関節リウマチを克服するヒントが潜んでいると考えています。


関節リウマチという病気の根幹には、体内の免疫システムがあり、さまざまな要因が影響して異常をきたすことから発症します。

そのうえ、現代医学でも解明されていない部分があるのも事実で、まさに〝予測のつかないもの〟〝目に見えないもの〟に立ち向かう意味では、ヨットと共通する部分があると思うのです。

そしてともに、現時点で判明していること、経験から「確率が高い」とわかっていることをフル活用し、〝予測のつかないもの〟〝目に見えないもの〟を味方につけられれば、荒波も向かい風も乗り越え、ゴールへ早くたどり着けます。

それを信じて、**今日から関節リウマチを克服するスタートを切っていただきたい**と思います。

本書では、文章だけの説明に終始せず、「関節リウマチの初期症状に気づく段階から完治までの流れ」を、マンガでもお伝えしました。

その内容は、私がこれまで接してきた多くの患者さんのなかでも典型的・印象的な症例から構成したもので、〝実話〟をもとにしています。

ですから、**主人公の40代女性＝根本裕子さんが関節リウマチを見事に克服したストーリーは、決してマンガの世界だけの話ではなく、読者の皆さんにも実現できる話**なのです。

「焦らず、あわてず、でもあきらめない」の姿勢で、あなたにも正しい治療を開始・継続するようにしていただきたいと思います。

歴史上で最も古い関節リウマチの症例は、なんと紀元前４５００年頃のものとされています。アメリカのテネシー州で発掘された先住民の遺骨に、関節リウマチ特有の骨びらんが見られることから、これを最古の症例とされているのです。

ですから**私たち人間は、およそ6500年も前の遠い昔から関節リウマチに苦しめられてきた**ことになります。

関節リウマチといえば、**かつては一度発症すると有効な治療法がなく、次第に病状が進み、寝たきりの生活を余儀なくされる〝不治の病〟**でした。

20世紀になると、抗炎症作用のあるステロイド薬や抗リウマチ薬が使われるようになったものの、今度は副作用や、効果の低さに悩まされることになります。

そんな状況が、今の21世紀に入った途端、がらりと変わりました。

非常に効果が高く、副作用も現れにくい新薬が続々と登場し、約6500年の歴史上で初めて、関節リウマチを克服することが可能になったのです。

6500年前から人々を苦しめてきた関節リウマチは、ついに「治せる病気」になり、歴史が大きく変わったのです。

その時代に生きている私たちは、本当に恵まれていると思います。

にもかかわらず、日本で暮らす関節リウマチの患者さんたちは、いまだに非常に困難な経験をしているという実情があります。

しかもそれは、症状だけの問題ではなく、社会的な問題としても存在していることが明らかになっています。

というのも『２０１５年リウマチ白書』（日本リウマチ友の会が、リウマチ患者の実態調査を行い、７０４１人に回答を得たもの）の調査結果によれば、「関節リウマチが職業生活に影響した」と回答した患者のうち、「リウマチのために休職・退職・廃業した」という人が51％と、半数以上を占めているのです。

当然ながら、このままでいいわけがありません。

関節リウマチの患者さんたちが、ご本人の症状だけでなく、社会的にも困ることのない環境を実現するべきです。

さらに言えば、**より多くの患者さんたちが速やかに症状を軽減し、介護を受ける数も少なくして、最終的にはゼロを目指すべき**だと思います。

このような、関節リウマチ患者さんたちが困らない社会の実現は、私だけの力だけでは到底かないません。

しかし、前述した治療薬だけでなく、**診断基準・客観的な評価指標でもパラダイム**

シフトを迎えた今なら、土壌は整っているはずです。

あとは、私も含めた多くの人たちが、できることを着実にやり続けるだけです。関節リウマチへの理解を深め、「リウマチ偏差値80の社会」を皆で作り上げていこうではありませんか。

あなたが関節リウマチの症状を改善し、寛解《かんかい》・完治を実現することに加えて、そうした社会を作るうえでも本書が役立てば、これほど幸せなことはありません。

2020年10月

湯川リウマチ内科クリニック院長　湯川宗之助

[スタッフ]

デザイン	河南祐介、塚本望来、和田かのん（FANTAGRAPH）
DTP	荒木香樹
マンガ・イラスト	松野実
出版プロデュース	株式会社天才工場　吉田浩
編集協力	株式会社マーベリック　大川朋子、松岡芙佐江
	小川浩平、松尾佳昌、出雲安見子
校正	東貞夫
編集	河村伸治

湯川宗之助（ゆかわ・そうのすけ）

湯川リウマチ内科クリニック院長。父、兄ともにリウマチの専門医というリウマチ医一家に生まれる。2000年、東京医科大学医学部医学科卒業。研修医時代、20代の女性がリウマチで手が変形した姿を見たのがきっかけで、当時は難病と考えられていたリウマチ・膠原病の専門医を志す。東京医科大学病院第三内科（リウマチ・膠原病科）、産業医科大学医学部第一内科学講座を経て、2015年に湯川リウマチ内科クリニック院長就任。親子2代で50年以上にわたりリウマチの研究を続け、患者数や症例数は日本一を誇る。日本リウマチ学会専門医・評議員。

湯川リウマチ内科クリニック　https://yukawa-clinic.jp/
Dr.湯川宗之助 公式サイト　http://sonosuke-yukawa.jp/

リウマチは治《なお》せる!

日本一《にほんいち》の専門医《せんもんい》が教《おし》える「特効《とっこう》ストレッチ&最新治療《さいしんちりょう》」

2020年10月22日　初版発行
2024年 8 月 5 日　8 版発行

著者　湯川宗之助《ゆかわそうのすけ》
発行者　山下直久
発行　株式会社KADOKAWA
〒102-8177　東京都千代田区富士見2-13-3
電話0570-002-301（ナビダイヤル）
印刷所　TOPPANクロレ株式会社

ISBN 978-4-04-604884-4　C0077